巻き肩は治る！

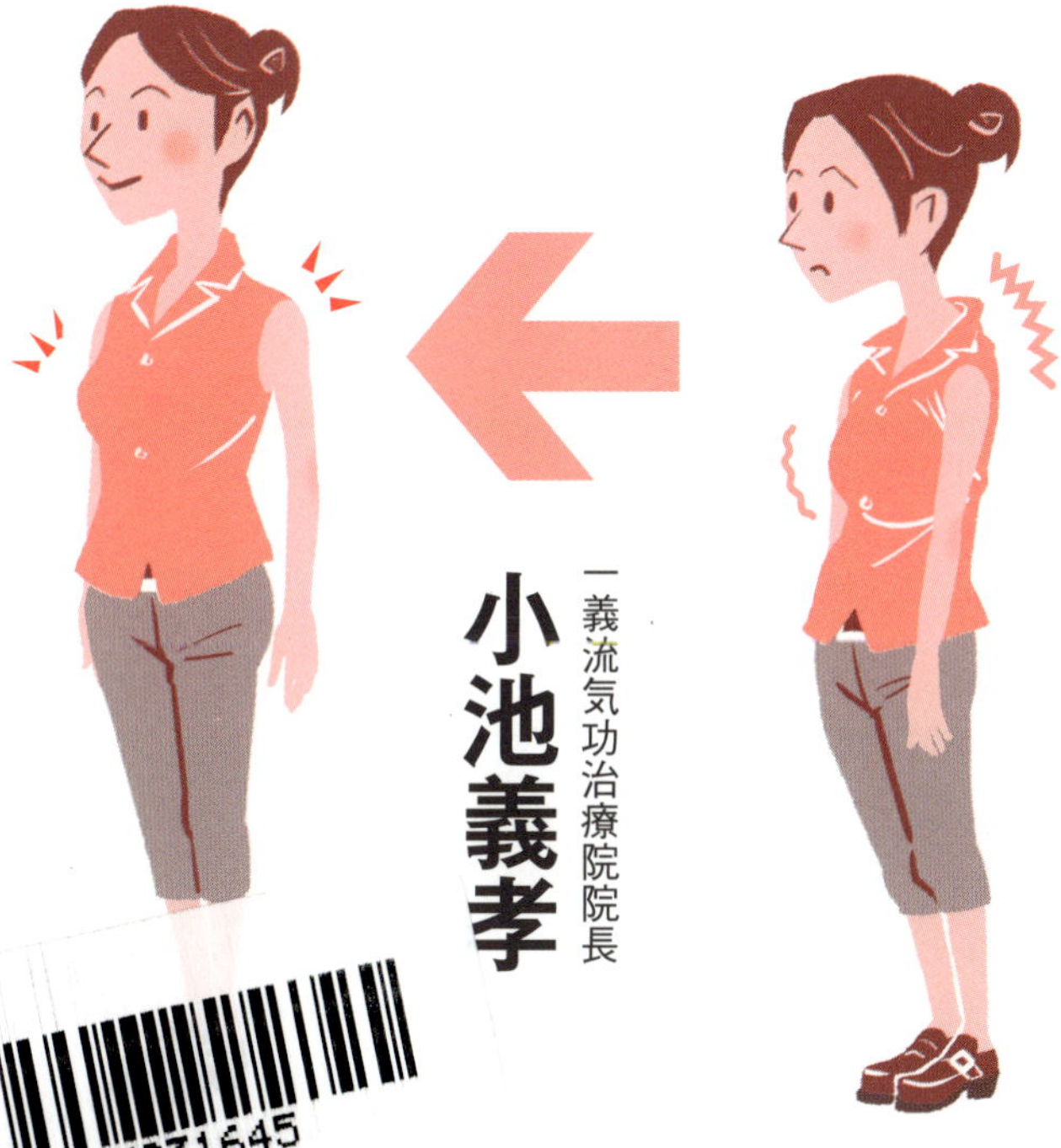

一義流気功治療院院長
小池義孝

〈プロローグ〉

巻き肩になると見た目は大幅ダウン！
知らず知らずのうちに体や心の健康もむしばまれていく

日本は世界でも有数の「ねこ背大国」といわれています。最近では、20代の日本女性の6割がねこ背で悩んでいるというデータもあるそうです。そのほか、「X脚」「O脚」、「外反母趾」なども日本人に多い骨格の悩みですね。

しかし、そんな悩みを抱えている方々と匹敵する数の方たちが、今、「巻き肩」に見舞われています。そして、この巻き肩人口の増加が、輪をかけて日本のねこ背人口を増加させています。

よく「巻き肩とねこ背はどう違うのですか？」ときかれるのですが、ひとことでいうと「巻き肩とねこ背はセットでやってくる」というのが私の答えです。巻き肩になっている人は、程度の差こそあれ、多かれ少なかれ背骨が丸まり、ねこ背になっています。

このようなケースでは、丸くなった背中を治すだけでなく、「巻き肩を治す」ことにも意識を向ければ、ねこ背改善のスピードも各段にアップします。

ところが、巻き肩で姿勢が悪くなっている方のなかには、自分が「巻き肩になっている」と自覚されていない方も少なくありません。

そもそも「巻き肩」という言葉自体、ねこ背やX脚、O脚のようにメジャーではありません。

「巻き肩」について、「聞いたことがある」という方でも、「巻き肩とはどんな状態か」「どうして巻き肩になってしまうのか」をはじめ、巻き肩についてちゃんと理解している人は、まだまだ少数派です。

ですから、巻き肩を自覚しようにも自覚できない、というのが本当のところだと思います。


でも、「巻き肩である」という自覚がない方でも、もしかしたら、例えば次のような体や心の状態、症状のなかで、心当たりがある、自覚している、気になっていることがあるのではないでしょうか?

ちょっとためしに、ご自分でチェックしてみてください。

□ ねこ背である
□ O脚、X脚である。外反母趾がある
□ 肩こり、腰痛などが慢性化している
□ 頭痛やめまいに襲われることがある
□ 目が疲れる
□ 歯のかみ合わせが悪い。食いしばりがある
□ バストラインが下がっている、ヒップがたるんでいる
□ ポッコリお腹になった
□ 二の腕がたるんでいる
□ 顔色が悪い。シミ、くま、くすみがある
□ 肌にハリやツヤがない
□ シワやたるみによって年齢より老けて見える
□ 二重あごになっている
□ むくみがある
□ 冷え性である

□ 太りやすく、ダイエットしても痩せにくい
□ 胃腸の調子が悪い（下痢や便秘がち）
□ 風邪をひきやすい
□（女性の場合）月経異常がある
□ なんとなくだるい、疲れがとれにくい
□ 夜なかなか寝つけない、熟睡感がないなどの睡眠の悩みがある
□ 気分が落ち込みがち。やる気が出ない
□ ささいなことで不安に襲われたりイライラしたりすることがある

いかがでしょうか。

実は、ここに挙げた項目はすべて、「巻き肩」にともなって表れる状態や症状の一例なのです。

巻き肩の自覚がなくても、いくつかの項目にチェックが入った方は、その諸悪の根源は「巻き肩」にあり――ということも十分に考えられます。

また、具体的にはこれからお話しをさせて頂きますが、巻き肩が慢性化、悪化する

ことで、もっと深刻な健康問題を引き起こすこともあります。そして、体だけでなく、心にも影響は及んでいきます。

もちろん、不調や健康問題の原因が巻き肩だけにあるとは言い切れません。しかし実際、「巻き肩を治す」ことで、それまで何をやっても良くならなかった体型・骨格の悩みや、体や心の不調が改善し、顔が若々しくなり、ボディラインもすっきりしてきた――という方も多いのです。

また逆に、もし抱えている不調や健康問題の一因が巻き肩にもあるのなら、巻き肩を改善しない限り解消しません。

例えば慢性化している腰痛も、そもそもの原因が巻き肩にあるのなら、腰にアプローチするだけでは、一時的に痛みがなくなることがあってもまたしばらくすると元の木阿弥、根本的には改善されません。

さらに、今のところ巻き肩にはなっていなさそうだという方も、油断はできません。

現代社会のライフスタイルや生活習慣のなかには、巻き肩になるトリガーがあちらこちらに散らばっています。

今、巻き肩になっている自覚のない方でも、実はすでに巻き肩になっているかもしれません。今はまだ大丈夫な方でも、これから巻き肩になってしまう恐れは多分にあります。現代社会のなかではなかなか避けられない生活習慣が、絶えず、あなたを巻き肩にしようと〝暗躍〟しているからです。

そして、巻き肩にともなって、「見た目」も間違いなく大幅ダウンします。放っておけば、体も心も知らず知らずのうちに乱されていきます。

「生活習慣で巻き肩は治る！」
～根本的な改善には「体の中」の改善が大事

私が7年ほど前に上梓した『ねこ背は治る！』という本は、現在までに30万部を超えるベストセラー・ロングセラーになっています。それは日本が「ねこ背大国」である証でしょう。

その「ねこ背」に比べて、症状についての認知度もいまひとつ、そもそも言葉自体がメジャーではない「巻き肩」の本を私があえて書こうと思ったのも、ひとえに、

「もしすでに巻き肩になっているのなら、巻き肩を治す生活」「まだ巻き肩になっていなければ、巻き肩にならない生活」を心がけるよう、より多くの方に呼びかけたかったからです。

さて、今ここで私は「生活」という言葉を使いました。

高血圧や高脂血症、糖尿病、肥満、そしてガンなどもいわゆる「生活習慣病」の代表例として挙げられますが「巻き肩」も、典型的な生活習慣病のひとつと言っていいでしょう。

先ほども申し上げたように、現代人の生活には「巻き肩になってもしかたない」要因があふれています。これは一方で、普段の生活習慣をほんの少し変えたり、工夫したりするだけでも巻き肩改善につながる、つまり、日常の「生活」のなかに巻き肩を改善させるきっかけや方法があることを意味しています。

そう、「生活習慣で巻き肩は治る！」のです。

それを踏まえて本書では、エクササイズなどによるケアだけでなく、日常生活でとくに意識したい呼吸や睡眠、食事、入浴法などにもフォーカスを当てています。実はこれらは主に、血流を良くする・自律神経を整えるなど「体の中を改善する」ための生活習慣の工夫・実践法でもあるのです。

このような「体の中の改善」は、根本的な巻き肩改善のために必須の〝土台〟となりますが、それだけでなく、体や心の様々な不調や健康問題の改善にも直接的な効果を及ぼします。

巻き肩が改善すれば、結果的に巻き肩にともなう心身の悩み・問題なども改善されるでしょう。しかしそれ以前に、巻き肩改善法として本書でご紹介している生活習慣の工夫や実践法を地道に続けていけば、その過程で、心身の不調などもおのずと好転に向かっていくというわけです。

本書を手にとってくださった皆さんには、すでに巻き肩になっている方はもちろん、そうでない方も、これからぜひ、巻き肩を改善・予防するため、そして体も心も元気にさわやかに日々の生活を送っていくための第一歩を踏み出して頂ければと思います。

巻き肩は治る！　目次

PART 1

17

「巻き肩」は、「肩」だけの問題ではない

「巻き肩」が体や心に影響を及ぼすメカニズムを知ろう

「巻き肩」って、どんな肩?

巻き肩は外見にも体や心の健康にもダメージを与える

巻き肩が原因で、鏡を見たらガッカリ……のボディラインに

ハリ・ツヤ・潤いも失われる老け顔も、巻き肩が原因かも!?

体のあちらこちらで痛みやゆがみが発生

血流が悪くなり〝万病襲来〟

呼吸が浅くなると、自律神経が乱れる

「原因不明の不調」の原因も、巻き肩にあった！

「巻き肩」ができあがるメカニズム

PART 2

歩きながら、ちょっとした生活の習慣で、「巻き肩」が治る!

75

巻き肩を改善していくために、大切なこと

大腰筋ウォーキングで全身&心の不調にアプローチ!

「リラックス呼吸」で呼吸を深くし、自律神経を整える

日常生活のなかでちょっと「意識」するだけで大変化

生活のなかの「こんなこと」の積み重ねが大切

PART 3

寝ながら、食べながら、「巻き肩」が治る！

139

巻き肩改善を導く睡眠・食事の習慣

睡眠で巻き肩は治る！

体のどこにも負担がかからない布団（ベッド）や枕を選ぶ

就寝時に眠りのホルモン「メラトニン」を十分に分泌させる

夕方から夜眠る前までに「快眠態勢」の総仕上げ

食事で巻き肩が治る！

エネルギー産生を高めて体を温める食事法

PART 1

「巻き肩」は、
「肩」だけの問題ではない

「巻き肩」が体や心に影響を及ぼすメカニズムを知ろう

「はじめに」でも皆さんにチェックして頂きましたが、普段から気になっているボディラインの悩みや、何をやっても改善しない原因不明の体の痛みや不調、「なんとなく」感じている心のモヤモヤが、もしかしたら「巻き肩」が原因なのかも……だとすると、できるだけ早く巻き肩を治して、体も心もすっきり軽やかになりたいと思われることでしょう。

ただ、実際のところ「『巻き肩』って何?」「自分はホントに巻き肩なのか?」――そんな疑問もふつふつと湧いているのではないでしょうか。

また「本当に巻き肩が肩以外の体の痛みや不調をはじめ、心の健康問題にまで発展するものなのか」と半信半疑の方、あるいは「なんで、たかが巻き肩で体や心の問題が引き起こされるのか」が腑に落ちない、という方もいらっしゃると思います。ですが、〝たかが巻き肩〟とは言っていられません。

より早く、効果的・効率的に、着実に巻き肩を改善し、同時に、皆さんが気になっているボディラインの悩み、体や心の不調や健康問題を解消してくために、まずは皆さんのそんな「？・？・？」を解いていくことから始めたいと思います。

「巻き肩」って、どんな肩？

巻き肩とは、「肩が体の内側に巻いた」状態

「巻き肩」は、読んで字のごとし、肩が巻いた状態です——といっても、ピンとこないかもしれませんね。どんな人でも、自分の姿を正面から鏡で見て「肩が巻いている」ようには見えません。では、横から見たときは？　やはりちょっとわかりづらいでしょうか。

ただなんとなくでも、肩～腕にかけて、体の前側に寄っているように見えたり、背中が丸まっているように見えたりしていれば、多かれ少なかれ、すでに巻き肩になっています。

そのようには見えない、という方でも安心はできません。

肩や上半身は問題がないように〝見える〟にもかかわらず、実は巻き肩になっているパターンもあります。そのようなタイプの巻き肩を、俗に「隠れ巻き肩」と呼んで

いますが、このようなタイプは「反り腰」と呼ばれる姿勢になっています。

これは、「前かがみ気味になっている」「背中が丸くなっている」姿勢を、無理やり正しい姿勢にしようと胸を反らせた結果、背中〜腰のラインが極端なS字カーブを描き、腰が反ってしまう状態です。

左頁上のイラスト中、正しい姿勢の人の背中〜腰のS字と見比べてみると、わかりやすいでしょう。ちなみに、通常の巻き肩では、逆にこのS字が影も形もなくなり、背中〜腰のラインが扁平に近くなるケースが多く見られます。

通常の巻き肩でも隠れ巻き肩でも、自分の姿を真上から見ると、「肩が内側に巻いている」のがとてもよくわかるのですが、真上から自分の姿を見るなんて、ドローンでも使わなければ難しいですね。ここはまず、左頁下のイラストで確認してみましょう。

このイラストで、巻き肩や隠れ巻き肩の人の姿を見ても、「えっ？　これって普通じゃなかったの？」と思われる方もいらっしゃるかもしれません。それも仕方のないことです。巻き肩の姿勢を見ても違和感を覚えないのは、そのような姿勢の人が周りにもたくさんいる、あるいはご自身がすでに巻き肩になっているために、すっかり見慣れてしまっているからです。

正しい姿勢・巻き肩・隠れ巻き肩のボディラインの違い

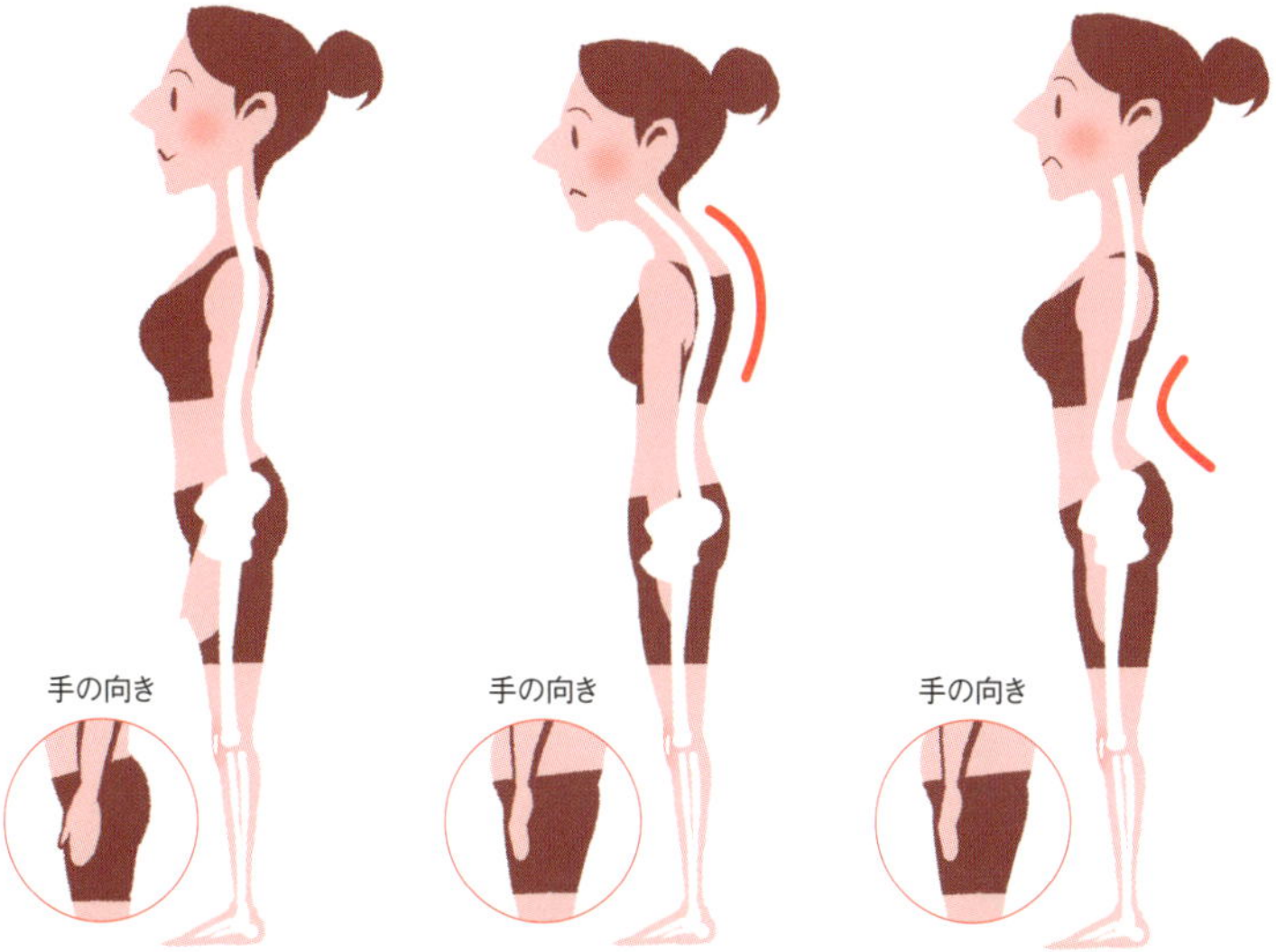

正しい姿勢　　巻き肩　　隠れ巻き肩

上から見ると…

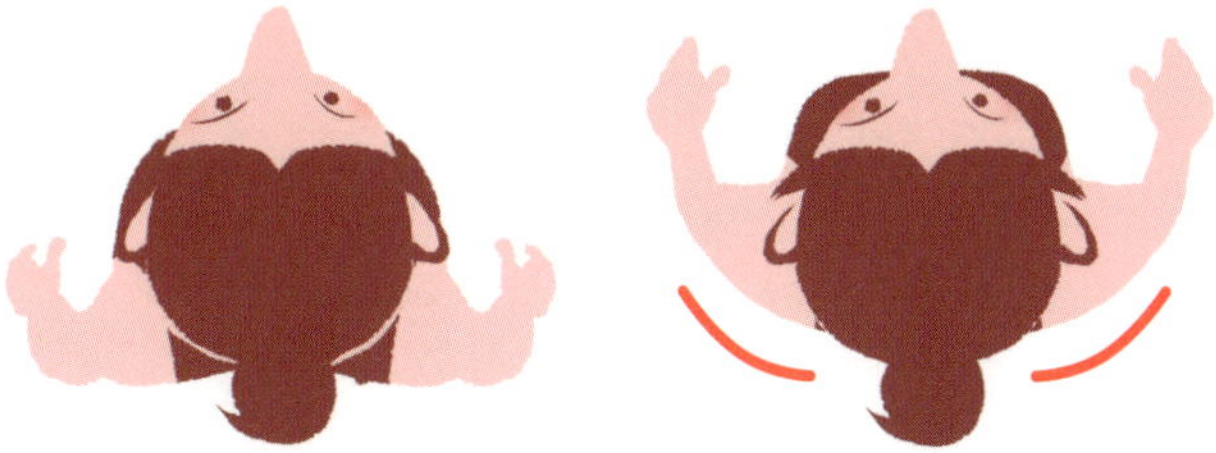

正しい姿勢　　巻き肩

それだけ現代では「巻き肩」になっている人が多いという証です。

まずはご自分が巻き肩になっているかどうか、左頁のチェックポイントで確かめてみてください。

自分の姿を鏡で横方向から見てもイマイチわかりづらいという方は、自然に立ったときの手の甲の向きを見てみましょう。手の甲が前方向に向き、手のひらが後ろ方向に向いていれば、巻き肩になっています。巻き肩になっていない、正しい姿勢の場合には、手の甲はやや後ろ向き、手のひらがやや前に向いた形になっています。

そのほか、巻き肩の人は正しい姿勢の人より、前かがみ気味になっています。あごの部分もわかりやすいですね。正しい姿勢よりも、多かれ少なかれ前に突き出ているように見えます。

巻き肩は「肩が内側に巻いている」状態ですが、肩だけの問題に終わらず、このように前かがみ気味になったり、あごが突き出たりと、上半身全体に影響が及びます。

上半身だけではありません。巻き肩を放っておくと、そのうち下半身に——腰、ヒップ、足、足先にまで、様々な悪影響が及んでいきます。

巻き肩かどうかを見分けるチェックポイント

▼巻き肩の人の体のラインの主な特徴

- □ 肩や腕、耳が体の中心線より前側(内側)に入っている
  ＊横から見たときに背中が見えているかで判断。
  背中が見えていると、肩や腕が内側に入っている証拠
- □ 背中が丸くなっている
- □ 手の甲が前を向いている

▼隠れ巻き肩の人の体のラインの主な特徴

- □ 耳の位置は普通だが、
  肩や腕が体の中心より前側に出ている
- □ 背中が丸くなり、腰部にかけてのS字カーブが
  きつくなっている
- □ ヒップが後ろに突き出ている
- □ 手の甲が前を向いている

▼巻き肩の人・隠れ巻き肩の人の骨格の主な特徴

- □ 首の骨のカーブが失われ、まっすぐになる
  (いわゆる「ストレートネック」)
- □ 背骨が丸く曲がっている
- □ 隠れ巻き肩の人では、腰部分の骨が前に出て、
  S字カーブがきつくなっている
- □ 骨盤が傾いている。巻き肩の人は後ろ側に、
  隠れ巻き肩の人は前側に傾く

体の中の様子をのぞいてみると……

正しい姿勢と、巻き肩・隠れ巻き肩。見た目だけでなく、体の中をのぞいて骨格までみると、どれだけ違うのかがもっとよくわかりますね。

ちなみに23頁のイラストの中で、巻き肩の人の場合、骨格自体は背中が丸まっているぶん、背中~腰のS字カーブが正常な人より急になっているのに、外から見ると背中のラインは扁平になっています。それはなぜでしょう?

巻き肩になると、腰から下、ヒップや太もも裏の筋肉が下方に「たるむ」からです。肩が巻くとヒップや太ももがたるむ――なんて、理不尽(?)にも思われるかもしれません。そこにきてさらに「巻き肩はバストや顔・首のたるみの原因にもなる」と言われても、脅しにしか聞こえないかもしれません。けれど、これはみな事実です。

また、よく「背中が物語る人生」とか、「背中が泣いている」「背中が笑っている」などといわれることがありますが、背中は巻き肩をも物語ります。

左頁のイラストを見てみましょう。背骨と左右それぞれの肩甲骨の距離に注目です。

正しい姿勢と巻き肩の肩甲骨の位置

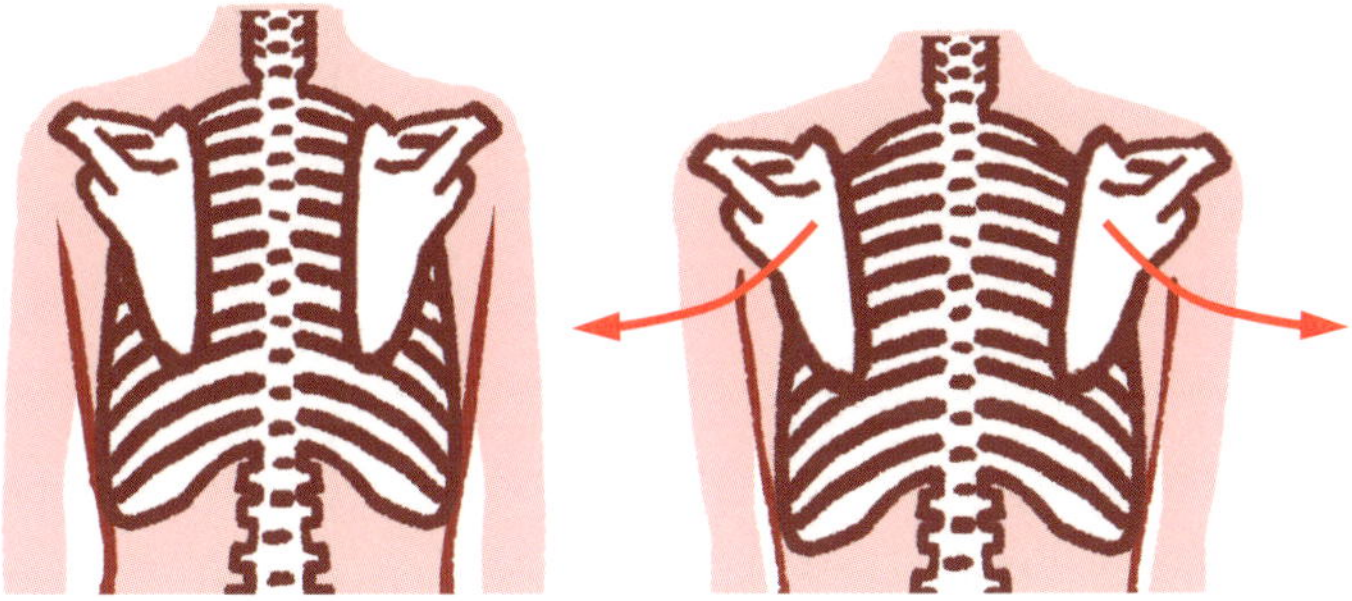

＊理解を助けるイメージ図のため、デフォルメしてあります。

正常な人に比べて、巻き肩の人は、つまり、背骨と肩甲骨との間が広がっている、つまり、肩甲骨が外側にずれている（広がっている）ことがわかります。

痩せ型で服を着ていても肩甲骨が浮き出て見えるくらいの人なら、肩甲骨が通常の位置より外側にずれているのも、注意して見ればわかることもあるかもしれません。けれど通常は外から見ただけではわかりにくく、自分では確かめづらい場所ですから、肩甲骨のずれなどなかなか自覚できるものではありません。

しかし、体の中で起こっている「肩甲骨が外側にずれていく（広がっていく）」のは、巻き肩の特徴的・典型的な現象です。肩甲骨が外側にずれていくからこそ、肩が前に丸まっていく＝巻き肩になる、といえるでしょう。

巻き肩になっていくプロセスを、本PARTの最後にまとめていますが〈☞72頁〉、STEP2くらいまでの段階だと、なかなか「巻き肩になっている」とは自覚しにくいかもしれません。

巻き肩も「早期発見・早めの対策」が大事です。体や心にまでダメージが及ぶ前に、巻き肩を治す、巻き肩を予防することが肝要です。

巻き肩は外見にも体や心の健康にもダメージを与える

見た目もダウン。体や心は不調のオンパレード状態に

〝巻き肩とセットでやってくる〟ねこ背といえば、なんといっても姿勢の悪さ、見た目の悪さが気になりますね。ある日たまたま、街中のショーウィンドウに映った自分の姿を見てがく然とした……なんていう声もよく聞かれます。

けれど見た目だけにとどまらず、巻き肩にしろねこ背にしろ、ほうっておけばそのうち、体にも心にもいろいろな不調が表れてきます。

どのような不調が表れてくるかは人によっても異なりますが、プロローグで皆さんにチェックをして頂いた項目をはじめ、そのほか例を挙げればキリがありません。

巻き肩によって起こってしまう見た目ダウンや、体や心へのダメージについて、後ほどあらためてリストアップしますが、これらも、典型的な例の一部に過ぎないのです。

「巻き肩」が全身や心にまで影響を及ぼすのは、なぜ？

それにしても、「巻き肩」は「肩」の問題のはずなのに、なぜ、このように上半身のみならず、腰やヒップ、足、足先など下半身も含めた全身に、それに、お肌の調子や口の中、内臓の働きや免疫力など、体の「中」に至るまで、さらには「心」に関わるところまで影響を及ぼすのでしょうか。

その答えを解くカギは、「筋肉の緊張」です。

巻き肩は、主に「骨格のモンダイ」のようにとらえられますが、実は、巻き肩を巻き肩たらしめているその主役（？）は、「筋肉」です。

筋肉は、必ずふたつ以上の骨につながり、収縮したり伸びたりして骨や関節を動かしています。骨格だけでは体を支えることはできず、歩いているとき、立っているとき、座っているとき、そして寝ているときも、筋肉の力があるからこそ、私たちはいろいろな姿勢をとることができるのです。

しかし、本来は、私たちが動かしたいように骨や関節を動かしてくれる筋肉、私たちの体を正しく支えてくれる筋肉は、余計に使いすぎたり、逆に使わなさすぎたりすることでその力（筋力）が弱まります。

また、長時間収縮したままになったり伸びたままになったりすると、その状態で固まって（緊張・硬直して）しまいます。そしてその緊張・硬直した筋肉が骨格をずらし、ずれた骨格までそのまま固まってしまうことがあるのです。

巻き肩も、そのようなメカニズムで起こります。

巻き肩は主に、「長時間の前かがみ姿勢」を繰り返すことで引き起こされます。

このような姿勢をとり続けることで、胸前の筋肉が収縮したまま緊張・硬直し、胸前の筋肉に肩甲骨がひっぱられて前（外側）にずれ、それにともなって背中の筋肉が

「巻き肩による見た目ダウン&体や心へのダメージ」リスト

① 姿勢・ボディラインなど

- 背中が丸まっている(ねこ背)
- 首が真っすぐで、わん曲していない
  “ストレートネック”の状態に
- あごが前に突きだす
- バストがたれる。バストラインが下がる
- 実際以上にバストが小さく見える
- 骨盤が後ろに傾き、ヒップや太ももがたれる
  →背中〜腰〜ヒップラインのS字カーブがなくなって、
  扁平になる
- 骨盤が前に傾き、S字カーブがきつくなって、
  出っ尻になる(反り腰)
- ウェストの下が出っ張る“ポッコリお腹”に
- O脚やX脚になる
- 外反母趾や扁平足になる
- 骨盤がゆがみ、体の左右のバランスが崩れる

- 免疫力が低下する
  - ・風邪をひきやすくなる。その他、様々な病気にかかりやすくなる
- 食べ過ぎでもないのに、太りやすい。
  ダイエットしてもやせにくい
- 疲れやすい、いつもだるい
- むくむ
- 手足が冷える。夏でも全身が冷えることがある
- 低体温症になる
- (女性の場合)婦人科系の不調
  - ・生理不順、PMS《月経前症候群》など
- (男性の場合)生殖器・泌尿器系の不調
  - ・ED、無精子症など

④ 心の不調

- わけもなくイライラしたり不安になったりすることがある
- 落ち込みが激しい
- いつも憂うつである
- だるさや息苦しさがある
- やる気、意欲が出ない
- 不眠気味である

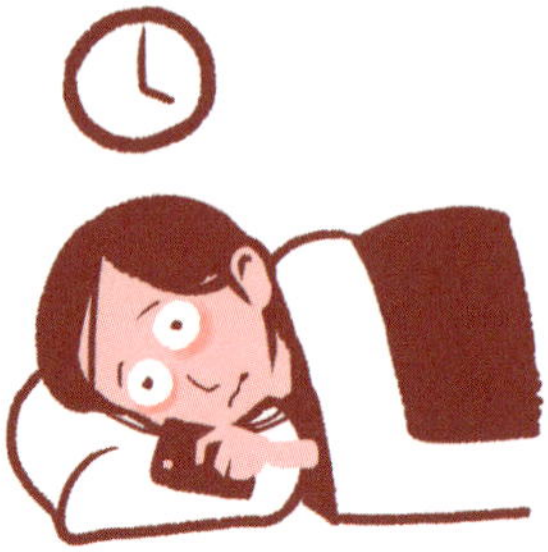

「巻き肩による見た目ダウン&体や心へのダメージ」リスト

② 顔やお肌の状態

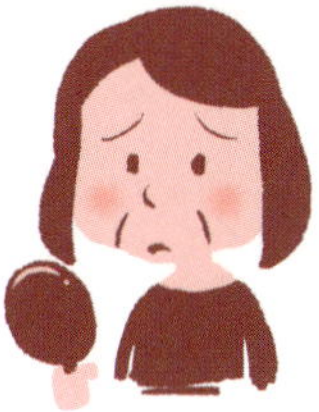
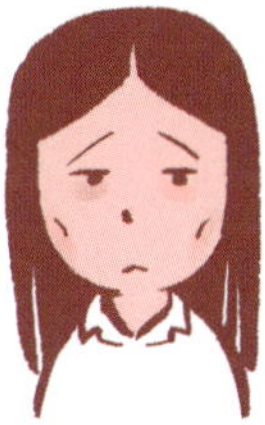

- たるみやシワが気になる。老け顔になる
- 顔色がよくなく、肌がくすみ、くまやシミが気になる
- 肌が荒れる

③ 体の不調

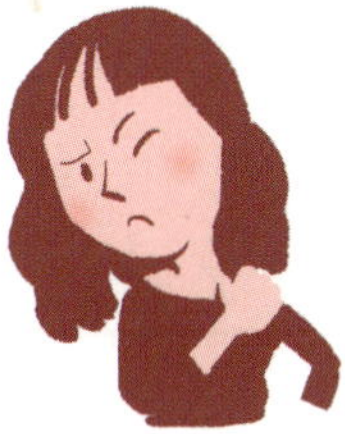
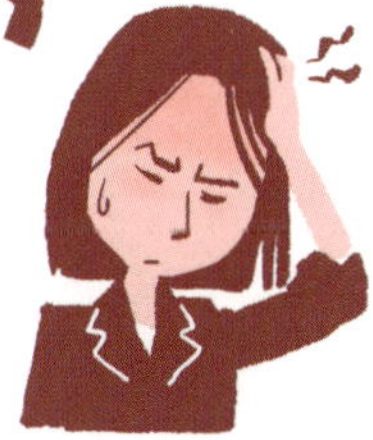

- 首こり、肩こりが慢性化する
- 頭痛やめまいに襲われる
- 眼精疲労が慢性化する
- 腰痛や関節痛が慢性化する
- 腕や手首に痛みやだるさを感じる、腱鞘炎になる
- 手足がしびれやすい
- あごが痛んだり、かみ合わせが悪くなったりする
- 虫歯でもないのに歯が痛むことがある
- 内臓の働きが悪くなる。内臓疾患を起こしやすくなる
  - ・消化不良、食欲不振、下痢や便秘、お腹の膨満感が慢性化する
  - ・肺炎や膀胱炎、腎盂炎などの感染症にかかりやすくなる
  - ・肝臓や腎臓の解毒機能が低下する

伸びたまま緊張・硬直していきます。

そのために肩が丸まり、**前かがみ姿勢のまま肩が固定された形になっていった結果が「巻き肩」**なのです。

この巻き肩の状態が、次第に全身に、そして心にまで悪影響を及ぼすことになるのには、主には次の４つの理由があります。

◆人間の体は、全身の筋肉や骨格がすべてつながった「ワンユニット」になっており、**「筋肉の張力」によって全身のバランスをとっている**

隣り合う筋肉は筋膜（筋肉を包む結合組織）を通してつながり、骨は関節を介して別の骨とつながり、またあるひとつの骨に接触している筋肉同士も骨を介してつながっているため、相互に連鎖してひとつにつながっています。

こうしてひとつながりになっている体のどこか1カ所の筋肉が縮んだり引っ張られたり、骨が動いたりずれたりしてひずみが生じると、次々とつながっている筋肉が縮んだり引っ張られたりします。そのあおりを受けて他の骨がずれたり、別の箇所にひずみが生じたり、体全体がゆがんだりします。

巻き肩の場合には、胸前の筋肉や背中の筋肉の緊張・硬直からスタートして、首から上（顔、頭部）、また背中から腰、足、足先まで、筋肉の緊張・硬直や骨格のずれなどが連鎖していき、体のあちらこちらで多種多様な症状が引き起こされます。

◆巻き肩になると、血流が悪くなる

緊張・硬直している筋肉に血管が圧迫されるため、血流が悪くなります。血液には、体内のすみずみの細胞に酸素や栄養を運ぶ重要な役割があります。そのため血流が悪くなると、内臓・器官も酸素や栄養が不足して働きが悪くなり、また免疫系などの機能も低下します。

◆巻き肩になると、呼吸が浅くなる

胸前の筋肉の緊張・硬直によって、肺を包み込んでいる胸郭（＊）が圧迫され、呼吸が浅くなります。呼吸が浅くなると体内の細胞は酸素を十分にとりこめないため、生命や健康維持機能の低下を招きます。

＊胸郭…肋骨、胸骨、胸椎からなる、肺などの内臓を収納する鳥かごのような骨組み〈☞59頁図〉

◆巻き肩になると、自律神経が乱れがちになる

筋肉の緊張状態や呼吸の浅さは、いずれも自律神経の乱れの原因になり、様々な心身の不調を引き起こします。

これらの要因から、全身にどのような悪影響を及ぼしていくのか、具体的に見ていきましょう。

巻き肩が原因で、鏡を見たらガッカリ……のボディラインに

前のめり姿勢で、バストが下がって貧弱に見え、二の腕はたるんで太くなる

まず、腰から上の身体の状態です。巻き肩では、体は「無意識の前のめり・前かがみ状態」になっています。この状態では、顔が前につんのめり、あごが出っ張るのは当然です。

同様に、前のめり・前かがみ状態では胸は前下方面に傾くので、女性の場合はそれにともなって、バストラインも下がります。

加えてさらに、巻き肩では胸前の筋肉（大胸筋や小胸筋〈☞71頁図〉）が縮んでいるため、バストのハリが失われ、たるんで、見た目も小さく見えてしまいます。

また、肩が丸まった状態では、首の付け根から肩や背中の中央あたりまで広がっている筋肉（僧帽筋〈☞71頁図〉）が引っ張られ、その姿勢が長く続くと、肩上部分の筋肉が硬く盛り上がったり、二の腕の筋肉がたるんだりして、太って見えるようになります。二の腕は、単にたるんで見えるだけにとどまらず、実際に太くなることもあります。

肩が本来の位置より内側にあることで、腕を後ろに引く運動が制限されるため、脂肪がつきやすくなり、二の腕が太くなり、またやせにくくなるのです。

ポッコリお腹にたるむヒップ。太ももが太くなり、下半身おデブに……

次に、お腹周りやお尻を見てみましょう。

巻き肩で前のめり・前かがみ状態になって立ったり歩いたりするとき、体がちゃんと立っていられるバランスをとるためには、後ろ方向に体を引っ張る力が必要になります。この後ろ方向へのベクトルのために無意識のうちに働くのが、骨盤です。骨盤は、正常な位置より後ろに傾くことで、体のバランスをとろうとします。

体の一部分に、無理な力が前方向にかかっているため、別の部分を後ろ方向に引っ張ることで体全体のバランスをとろうとする。そのために不自然な姿勢になっている、というわけです。

さて、こうして骨盤が後ろに傾くことで、まずお腹が前に突き出てきます。ポッコリお腹のできあがりですね。そう、ポッコリお腹は余計な脂肪だけが原因ではありません。ダイエットだけでは解消できない問題なのです。

また、骨盤が正しく立っている状態であれば、骨盤とつながっているヒップの筋肉は、上にキュっと上がった状態になっています。しかし骨盤が後ろに傾くと、ヒップや太ももの裏が下にたるみ、いわゆる「垂れ尻」になります。一方で太ももの前部分の筋肉が張ってパンパンになり、足が太く見えるようになります。

他方、「隠れ巻き肩」のように、前のめり、前かがみの姿勢を無理に矯正しようとすると、骨盤は後ろではなく前に傾き、腰が反った「反り腰」になってしまう場合があります。

反り腰で骨盤が前に傾くと、背中のS字カーブが極端にきつくなってヒップが後ろに突き出てきます。いわゆる「出っ尻」です。さらに太ももは、骨盤後傾の場合とは逆に、後ろ側のほうが張ってきます。

また、太ももが内側を向きやすく、内股気味になるのですが、内股になるとヒップが横に広がって大きく見えてしまいます。そのうえ、内股状態では股関節に集まっているリンパ節が圧迫されるために、下半身がむくみやすく、なおさら下半身が太って見えてしまいます。

さらに、ヒップの大殿筋《だいでんきん》や太もも後ろ側の筋肉群（ハムストリングス）の動きが制限され、筋肉が衰えて脂肪がつきやすくなるため、下半身太りの「洋ナシ体型」になってしまいます。

このように、骨盤は前、後、どちらに傾いても、お腹、ヒップ、太もものラインが崩れます。ボディラインが崩れてしまうと、どうしたって見た目は〝マイナス50パーセント〟になってしまいます。

男性でも一時期「美尻」「美脚」がもてはやされたことがありましたが、実は顔以上に、姿勢やボディラインで「全体の印象」がまるっきり変わってしまうのです。

巻き肩によるボディラインのダメージは、服を着てもごまかせない

「こんなふうに姿勢やボディラインが崩れても、服を着ればごまかせるのでは？」と、とくにこれまで「巻き肩」を意識しながら自分の姿を鏡に映したことのなかった方のなかには、そのように思われた方もいらっしゃるかもしれません。

左頁のイラストのモデルは、ボディラインがくっきり出た服装なので、ついつい「服を着れば……」と思いたくなりますよね。けれど残念ながら、NOです。

以下、服飾コーディネートに詳しい方からうかがったことのある話を、参考までにお話ししましょう。

そもそも、標準的な既製服のラインは、基本的には、S・M・L、LL……などのどんなサイズにおいても、おおむね日本人の平均的なスリーサイズの割合（バランス）に合うようにつくられています。

メインターゲットの年齢層によって細かなサイズ調整はありますが、しかし、どのような体型向けであっても、マネキンやトルソーのような「正しい姿勢」で着たとき

バストやヒップラインが崩れ、ポッコリお腹や出っ尻に……

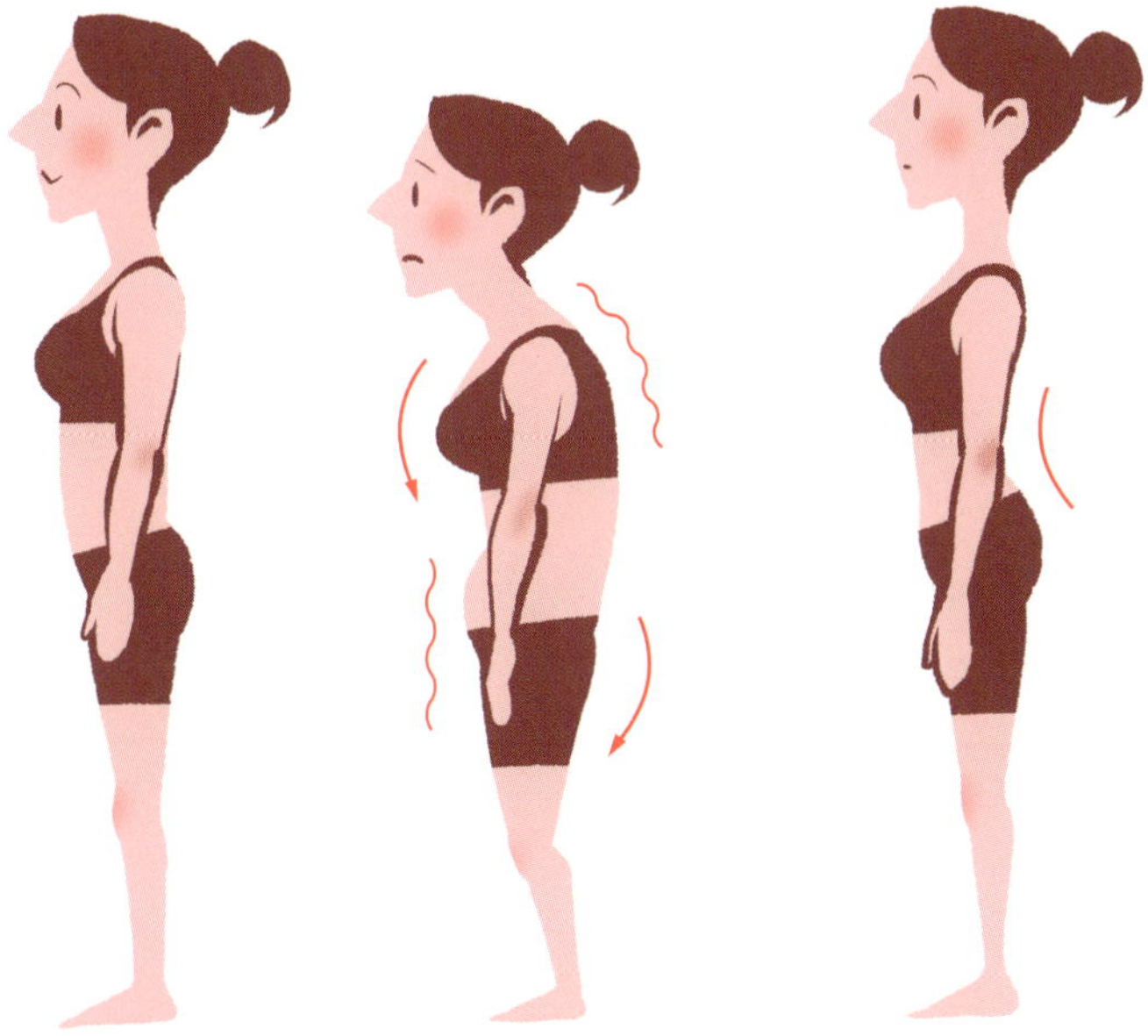

正しい姿勢　　巻き肩で骨盤が後傾　　巻き肩で反り腰になり骨盤が前傾

に最もきれいなラインが出るようにカッティングされています。考えてみたら、デパートでもブティックでも、「姿勢の悪いマネキンやトルソー」なんて、見たことありませんね。

「ボディラインが出にくいゆったり目の服なら、ごまかしもきくのでは」と思う方もいらっしゃるかもしれませんが、こちらも残念ながら、そういうものでもなさそうです。

確かに、女性の場合、身幅のゆったりしたひざ下丈のワンピースなどであれば、「ポッコリお腹」「太ももの張りやたるみ」は隠せるでしょう。しかし、巻き肩特有の「前かがみ・前のめり」の上半身のラインの崩れは隠しようがありません。

また、ゆったり目で、いかにもボディラインが隠せそうな服であっても、バストラインが下がっているのは、ごまかせないようです。バストがきゅっと上がっていればゆったり目の服でもそういうラインが出ますし、下がっていればやはりそのようなラインしか出ません。むしろ、巻き肩のためにただでさえ小さく見えるバストが、なおさら小さく見えてしまいます。

さらに、肩が前に出ているために、服の後ろ身頃が前に引っ張られ、肩～背中のラインがややつったように見えたりシワが寄ったりしやすく、実際より肩に肉がついているように見えてしまうこともあります。

また、前に傾いたりゆがんだりしている姿勢によって、下半身~裾のラインもまっすぐきれいに下におりず、全体的なシルエットも崩れてしまいます。

ゆったり目のワンピースでもこうなのですから、オーソドックスな型の上着やスカート、パンツなどでは、どうやってもごまかしようがありません。

パンツスタイルの場合、太ももの前部分が張り、後ろ側（裏側）がたるんだ状態だと、よほど幅広のワイドパンツでもない限り、前側の張りのために太もも部分が目立って、足が太く見えてしまいます。幅広のワイドパンツでも、ラインがきれいに下に落ちず、もものあたりでモタついたりゆがんだりして、下半身が重くすっきりしない印象を与えてしまいます。

また、スカートでもパンツスタイルでも、骨盤が後傾して背中のS字カーブがなくなり、背中~ヒップのラインが扁平になると、後ろから見たときに、ヒップが実際のサイズより大きく見えてしまいます。

一方、反り腰で骨盤が前傾して出っ尻になっていると、後ろ身頃が持ち上がって膨

ゆったりめの服でも、ごまかせない……

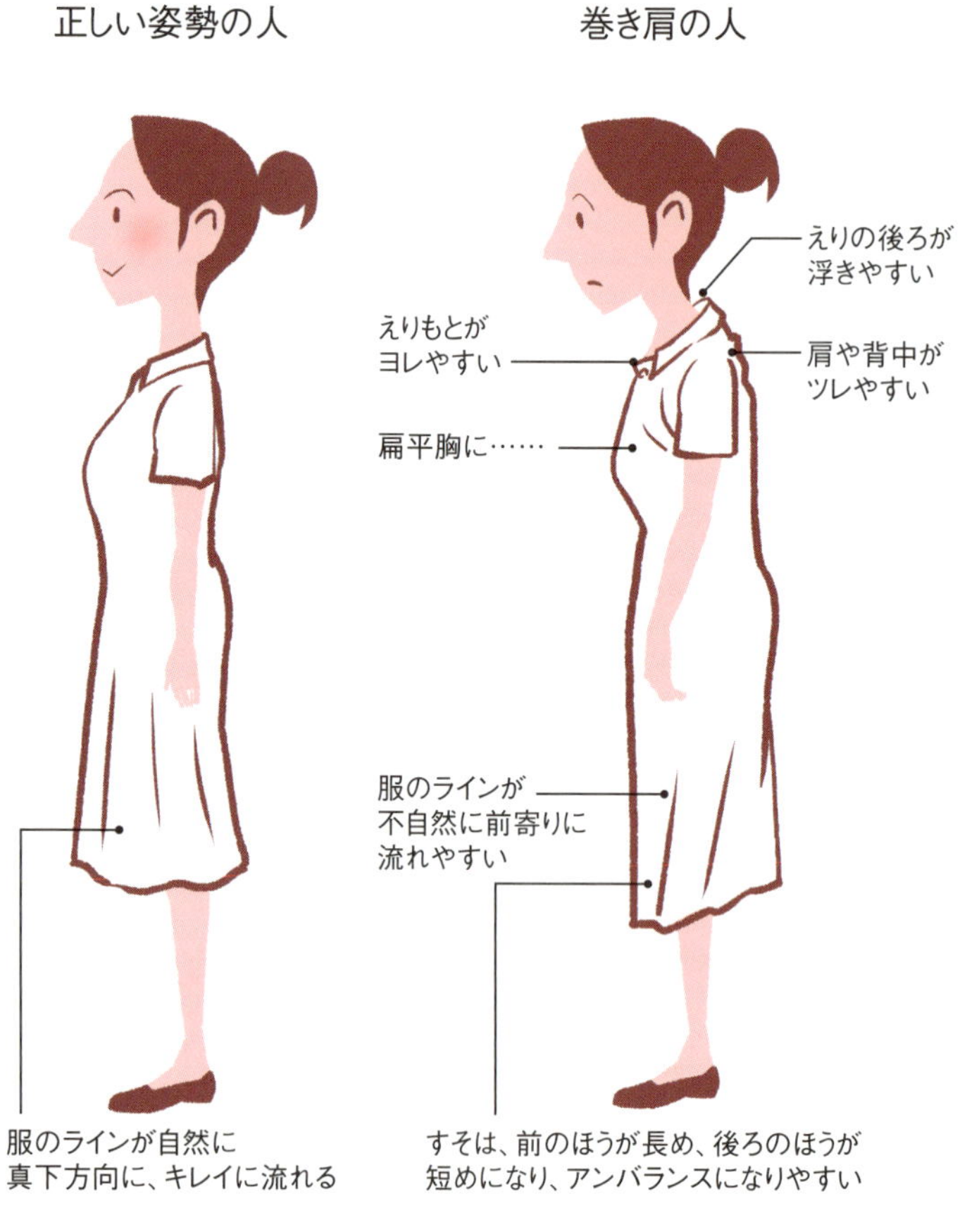

スーツの着こなしにも格段の"差"が出る!

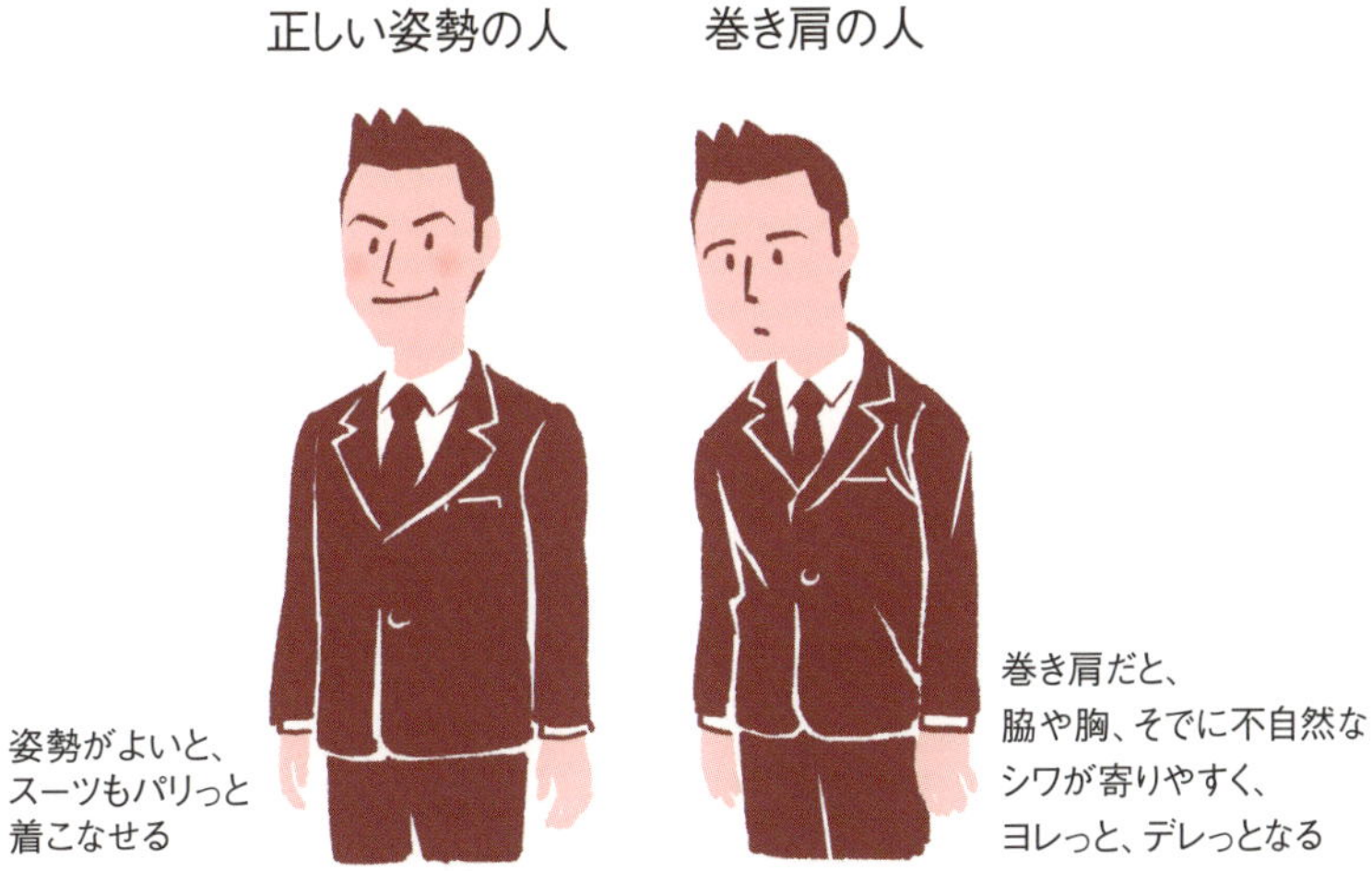
正しい姿勢の人
巻き肩の人
姿勢がよいと、
スーツもパリっと
着こなせる
巻き肩だと、
脇や胸、そでに不自然な
シワが寄りやすく、
ヨレっと、デレっとなる

らみ、やはり実際以上にヒップが大きく、全体的に太って見えてしまいます。

さて、男性の場合。スーツ姿ではその違いが、かなり顕著に出ます。ビジネスマンなら、日常、スーツは仕事着として着ないわけにはいきません。ですがスーツは、日本人の体格、とくに胸が薄い体型で着ると、それだけでも貧相に見えてしまいがちです。そのうえ巻き肩となって肩が前に丸まった状態ならば、その分肩幅も狭く見え、前身頃の胸や脇近くに不自然なシワが寄り、だらしなく見えてしまいます。

巻き肩による体のラインの崩れは、服ではごまかせません。ごまかせないどころか、むしろその崩れが目立ってしまうことすらあります。せっかくのおしゃれを台無しにせず、お気に入りの服を美しく着こなすには、巻き肩を治すしかないのです。

ハリ・ツヤ・潤いも失われる老け顔も、巻き肩が原因かも!?

シワ、ほうれい線、二重あご……巻き肩になると「加齢現象」と同じことが！

巻き肩になると老け顔になる。それには、胸前の筋肉につながる次のふたつの筋肉がかかわっています。ひとつは、首の前面を胸からあごにかけて走行している筋肉（広頚筋《こうけいきん》）。もうひとつは、鎖骨を起点に、頭蓋骨の後頭部（後頭骨）につながっている筋肉（胸鎖乳突筋《きょうさにゅうとっきん》）です。

広頚筋は顔の表情筋とつながっており、普通なら、顔の表情筋とお互いに引っ張り合い、拮抗関係のバランスを保つことで、シュッとしたフェイスラインや引き締まった首筋をつくってくれるという、実は顔の若々しさを保つ〝陰の貢献筋〟なのです。

ところが、年齢を重ねるにつれ、悲しいかな加齢現象のひとつとしてこの広頚筋が弱ってくると、表情筋と引っ張り合う力のバランスが崩れてきます。すると、口角が下がり、ほうれい線や口両脇のシワ（マリオネットライン）が目立ち、頬やあごのVラインが下がって、首には縦ジワがつくられてしまいます。

広頚筋だけでなく、顔の表情筋も加齢により衰えてきます。表情筋が衰えると、上に引っ張り上げる力が弱くなるため、重力に負けてあごや頬のたるみがさらにひどくなります。

巻き肩になると、こうした加齢現象と同じようなことが起こってしまうのです。

巻き肩によって胸前の筋肉が収縮したまま緊張・硬直すると、広頚筋が引っ張られます。それにつられて表情筋も下に引っ張られがちになります。また、広頚筋は胸前の筋肉に引っ張られ続けているうちに、どんどんその筋力が弱まっていきます。

これらがあいまって、口角が下がり、シワが目立つようになり、フェイスラインがたるんだり二重あごになったりして、老け顔になるのです。

次に胸鎖乳突筋ですが、主な働きは、首を前後に曲げたり回転させたりすること。

体重の4パーセントを占めるともいわれる重たい頭部を支えたり動かしたりする大事な筋肉ですが、それゆえ負担もかかりやすく、緊張しやすい（張りやすい）という特徴があります。

デスクワークやスマートフォンなどで長時間、前に傾いた姿勢をとり続けていると首こりが起こるのは、この筋肉がパンパンに張った状態になるからですが、巻き肩ではそれが常態化しています。

胸鎖乳突筋の周辺には、たくさんの血管やリンパ管が集まっています。胸鎖乳突筋が緊張して硬くなると血管やリンパ管が圧迫され、それぞれの流れが悪くなります。これが〝老け顔〟をつくる原因になるのです。

リンパ管には、むくみの原因となる皮下脂肪の余計な水分をとりこんで排出する役割がありますが、リンパ管が圧迫されるとこの働きが低下し、顔がむくんだりたるんだりします。

さらに、胸鎖乳突筋は鎖骨にくっついていますが、鎖骨は「リンパのゴミ箱」との異名があるように、体じゅうから運ばれてくる老廃物を排出する関門になっています。

顔周りの老廃物は、胸鎖乳突筋に沿ったリンパ管を通って鎖骨まで流れていきますが、このリンパの流れが悪くなることで排出がうまくいかず、顔のお肌に老廃物がたまりやすくなります。お肌にたまった老廃物は、肌トラブルや、くすみ・シミの原因になります。

血流の悪化や呼吸の浅さも〝老け顔〟づくりに貢献……

フェイスラインの崩れだけでなく、シワやシミ、くすみ、肌のハリ・ツヤのなさなども、見た目年齢を大きく引き上げてしまいますね。

血流が悪くなると顔色も悪く見え、それだけでもどんより老けて見えてしまいますが、巻き肩によって血流が悪くなったり呼吸が浅くなったりしてお肌に与える最大のダメージは、「皮膚のターンオーバー」が乱れ、お肌のエイジング（老化）を招いてしまうことでしょう。

「皮膚のターンオーバー」とは、ざっくり簡単にいうと「皮膚細胞の新陳代謝～新しい細胞が生まれ、古くなった細胞（老廃物）が捨てられるサイクル」のこと。

お肌の皮膚に限らず体内の細胞は、水分のほか、たんぱく質や脂質などの栄養素からできています。また、細胞をつくったり活性化したり強化したりするためには、ビタミンやミネラルなどの栄養素も必要です。これらの栄養素は、血液によって細胞まで送り届けられます。

また、新陳代謝はその過程で酸素を必要とします。呼吸が浅くなって十分な酸素が取りこめなくなると、新陳代謝もスムーズにいかなくなります。

巻き肩によって血流が悪くなったり呼吸が浅くなったりすれば、細胞は酸素不足・栄養失調の状態になってしまいます。そのような状態では、新しい細胞が生まれるまでに時間がかかってしまい、ターンオーバーのサイクルが乱れてしまうのです。

すると、古くなった細胞や本来ならさっさと捨てられるはずの老廃物（＝垢）が、いつまでも皮膚の表層部に居残り続け、毛穴をふさいでしまいます。そのために老廃物が皮膚の表層部にどんどんたまっていってしまう結果、肌がくすんで見えたりシミができたりします。

また、このような状態が長く続くと、次第に肌がごわついて弾力を失い、乾燥して、ハリやツヤがなくなり、シワやたるみを引き起こすなど、お肌のエイジングが進んでしまいます。

女性にとっては大きな悩みのタネになるこんなことも、男性はあまり気にされないという方も少なくないようです。けれど、会ったときの第一印象はガラっと変わります。

ビジネスにせよプライベートにせよ、「どんよりした老け顔のさえないヒト」と思われるより、「つやつやで若々しく、はつらつとしたヒト」と思われた方が、相手も自分も、お互いハッピーになれるのではありませんか？

体のあちこちらで痛みやゆがみが発生

肩から上に表れる不快な痛みやゆがみ。肩・首こり、頭痛、眼精疲労

巻き肩で首〜肩、背中の中央に広がっている筋肉（僧帽筋《そうぼうきん》〈☞71頁図〉）が、内側に向いた肩甲骨に引っ張られ、その状態でかたまってしまうと、僧帽筋の中を通っている血管が圧迫され、血流が悪くなります。これが肩こり・首こりを起こしたり悪化させたりする要因になります。

さらに、鎖骨を起点に頭蓋骨の後頭部（後頭骨）につながっている筋肉（「胸鎖乳《きょうさにゅう》突筋《とっきん》の緊張状態が、筋肉周辺の血流を悪くしたり神経を圧迫したりして、頭痛の原因

になります。〝緊張型頭痛〟と呼ばれるものですが、巻き肩は名実ともに「頭痛のタネ」になるというわけですね。

頭痛とともに、巻き肩になると多く見られる症状のひとつに、目の疲れ（眼精疲労）があります。

広頚筋、また胸鎖乳突筋も頭蓋骨周りの筋肉を経て、表情筋や目の周りの筋肉（眼輪筋）とつながっています。これらの筋肉が緊張状態になると、目の疲れや目の奥に痛みを生じさせることがあります。

かみ合わせが悪くなり、歯痛や顔全体のゆがみ、顎関節症やうつにも

私たちが食べ物を噛むときに使っている筋肉を「咀嚼筋《そしゃくきん》」といい、「側頭筋《そくとうきん》」「咬《こう》筋《きん》」「内側翼突筋《ないそくよくとっきん》」「外側翼突筋《がいそくよくとっきん》」の４種類があります。

これらの咀嚼筋は、頭蓋骨につながる胸鎖乳突筋や、下あごの骨につながる広頚筋の影響を受けるので、胸前の筋肉の緊張・硬直に連鎖して緊張状態を引き起こします。

そのために表れるのが、まず、咀嚼筋の痛みです。また、あごの骨や関節がずれて、かみ合わせが悪くなったり、顎関節に痛みが出たり、あごの骨や関節のゆがみが歯ぐ

きにも影響して、虫歯でもないのに歯が痛んだり、ひどくなると顔全体がゆがんでしまったりすることさえあります。

あごや口、そして目や鼻、耳など顔のパーツはすべて、頭蓋骨とその周りの筋肉で結び付けられています。そのため、あご、とくに下あごがずれたりゆがんだりすると、その他の顔のパーツにもゆがみが生じてしまうことがあるのです。

また、咀嚼筋の緊張状態は、顎関節症に発展するリスクもあります。

顎関節症になると、顎関節の痛みに加え、口を大きく開けられなくなったり味覚障害を起こしたり、さらには頭痛、眼精疲労、それに肩こり・首こりをはじめ、あごとは遠く離れた腰などの痛みをともなったり、うつ症状が出たりすることもあります。

巻き肩により骨盤が傾むくと、X脚・O脚、外反母趾や扁平足に

巻き肩による骨盤の前傾や後傾は、腰から下の様々な箇所でのゆがみや痛みの原因になります。

巻き肩プラス普段の歩き方や座り方などの習慣、その他下半身の筋肉の使い方のくせなどがあいまって、骨盤も前後に傾くだけではなく、同時に左右に傾いたり（左右

の高さが違ってくる）、骨盤が開いたりねじれたりすることもあります。

こうした骨盤の傾き、ゆがみなどによって、筋肉や骨格のバランスも崩れ、筋肉や骨に過剰な負担がかかり、さらなるゆがみや痛みを生じさせる原因になります。

例えば、O脚やX脚といった脚のゆがみにも、骨盤の傾きが大きく影響しています。O脚になるか、X脚になるかは、骨盤が後ろ・前のどちらに傾いているかによって決まります。

骨盤が後ろに傾いている場合には、骨盤にくっついている大腿骨《だいたいこつ》が、骨盤に対して外開きになります。そのためにO脚になりやすくなります。一方、骨盤が前に傾いている場合には、大腿骨が内側にねじれるため、X脚になりやすくなります〈☞左頁図〉。

また、骨盤のゆがみによって体の重心が変わると、その影響を最も受けるのは足。とくに足裏の筋肉や、骨・関節です。足がねじれた格好で歩くと、外反母趾や扁平足になりやすくなります。

よく、ハイヒールの靴を履きながら、ぎこちなく前かがみになったり腰を落としたり、反り腰になったりしている人を見かけます。この前かがみ姿勢というのはまさに、

骨盤が後傾=O脚に

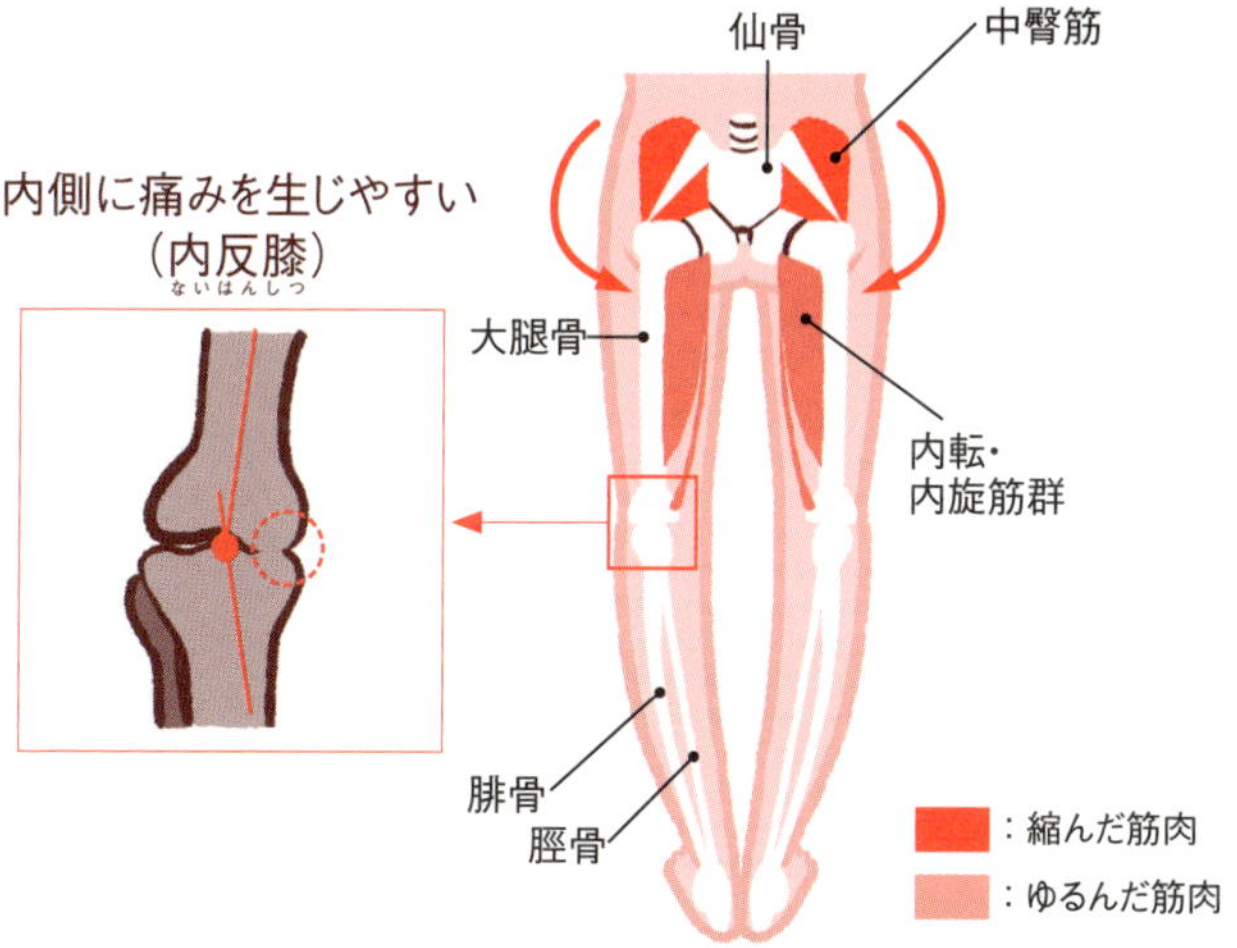

骨盤が前傾=X脚に

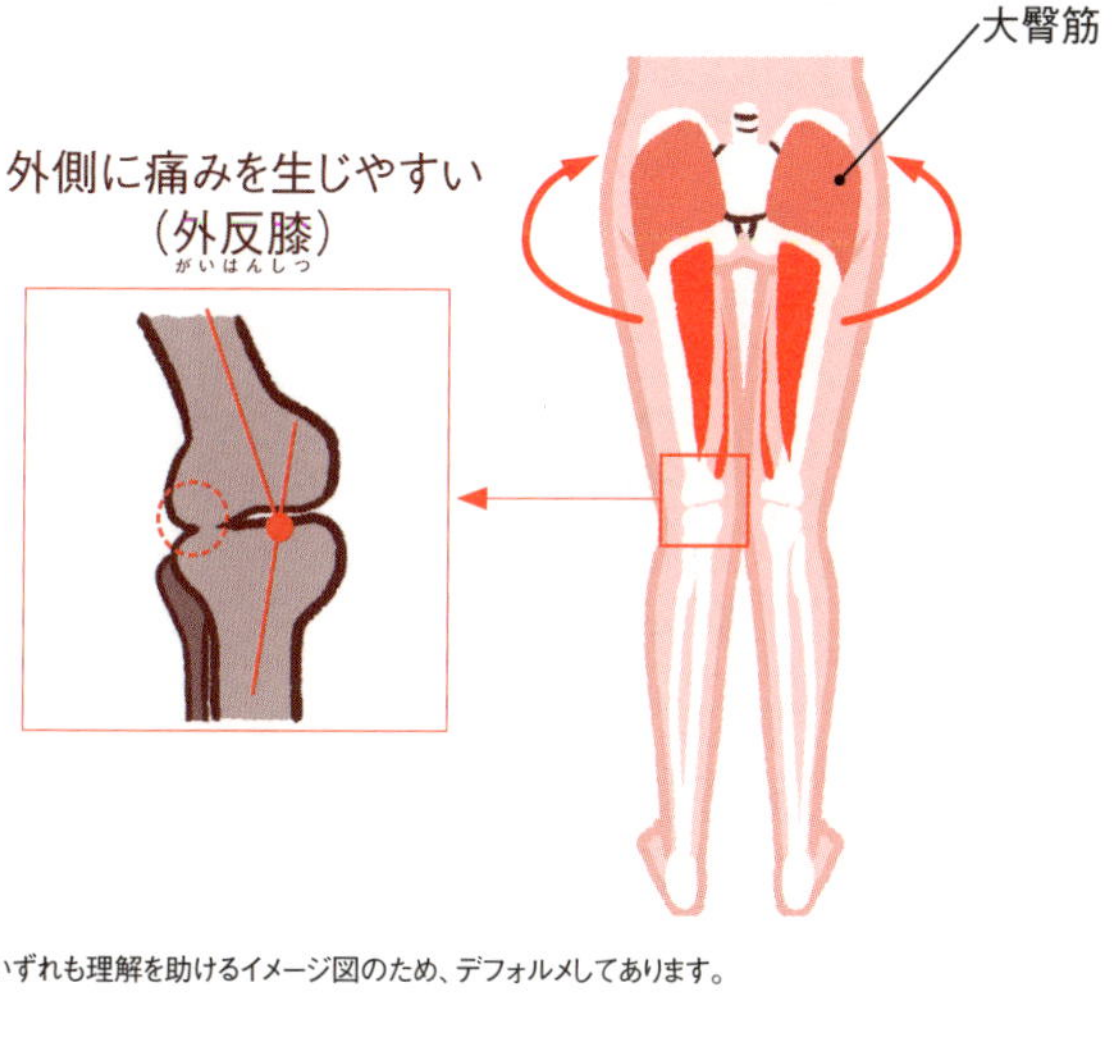

＊上下の図いずれも理解を助けるイメージ図のため、デフォルメしてあります。

骨盤が後傾している場合の姿勢ですし、反り腰は骨盤が前傾しているときの姿勢です。ハイヒールを履くと外反母趾や扁平足になりやすいというのは、こうした姿勢で歩くことが影響しているといえるでしょう。

モデルさんは、かかとが高くて細いハイヒールを履きながらも美しい姿勢を保って歩いていますが、これは普段から、足裏や足腰の筋肉、腹筋を鍛えたり、バランス感覚を養うエクササイズをしたりと、地道な努力のたまものなのです。

美容に関するサイトでは、「ハイヒールを履くと、足首やふくらはぎ、太もも、背中の筋肉が刺激されて鍛えられ、美脚やダイエット効果、姿勢やスタイルアップ効果があるのでお薦め」……と書かれた記事をよく見受けるのですが、これを鵜呑みにしてしまうと実は危険です。ハイヒールを履く前に、足裏や足の筋肉などを鍛えておかなければ、逆効果。ハイヒール美人どころか、姿勢不美人になってしまうでしょう。

また一方で、外反母趾や扁平足になると、骨盤が傾きやすいという〝逆も真なり〟の関係があります。とくに、外反母趾の人にはO脚になる人が多いようです。

外反母趾や扁平足になると、足の変形からくるアンバランスや痛みをカバーしたりかばったりしようとするために、つい、足首や膝、もも、腰などが不自然にねじられるような歩き方をしてしまいがち。そのために骨盤が傾いてしまうのです。

また、骨盤が傾いて生じる体のアンバランスを調整するために、前かがみ姿勢になったり反り腰になったりして、それが引き金で巻き肩になることもあります。

血流が悪くなり〝万病襲来〟

脳や内臓、器官、組織が酸欠・栄養失調に陥り、働きが悪くなる

人間が生きていくうえで絶対不可欠な酸素と栄養素を、体のすみずみの細胞まで送り届けるという大事な役割を担っている血液。

その血液の通り道である血管が、巻き肩によって緊張・硬直した筋肉に圧迫されて血流が悪くなれば、見た目だけでなく、体の中の健康ダメージもはかりしれません。

例えば、内臓への血流が悪くなれば、内臓の機能は低下します。胃腸など消化器官であれば、食欲不振、消化不良、胃痛、下痢・便秘、お腹の膨満感の原因になります。

肝臓や腎臓での有害物質の解毒・排出機能が低下すれば、むくみや肌荒れの原因になるほか、毒性のある物質（発がん性物質や神経系にダメージを与える物質なども）

が体内に長くとどまり続けることになり、様々な病気を引き起こしやすくなります。

手足の血流が悪くなれば筋肉痛やしびれ、頭部の血流が悪くなると頭痛、耳鳴り、めまい、脳への血流が悪くなれば認知症の発症や進行の加速にもつながっていきます。

また、血流が悪くなると血管の中に「血栓」と呼ばれる小さな血の固まりができやすくなり、脳梗塞や心筋梗塞など生命にかかわる病気の引き金になります。

血流の悪化は「冷え」「免疫力の低下」を起こし、病気にかかりやすくなる

「血流が悪くなる＝万病のもと」といわれますが、そのゆえんのひとつが免疫力の低下です。

細菌やウィルス、がん細胞など有害な物質から体を守る免疫細胞。その正体は白血球の一種で、血管の中を巡りながら体内のすみずみまでパトロールをしています。そうしてパトロール中に敵（有害物質）を発見すると、それらをやっつけるために、体内に散在するたくさんの免疫細胞が、血管を通ってその場に集結し、敵と戦います。

血流が悪くなると、血管を移動する免疫細胞の働きも十分に行われなくなってしま

います。そのために、インフルエンザや肝炎、腎盂炎といった細菌やウィルスによる感染症や、がんなどの病気にも冒されやすくなるのです。

この〝万病のもと〟をさらにエスカレートさせるのが、血流が悪くなることによって引き起こされる「体（体の中）の冷え」です。

血流が悪くなり、体内の細胞に十分な栄養や酸素が行きわたらなくなると、細胞の中で行われるエネルギー産生も満足に行われなくなります。

そのため、活動に必要なエネルギーが不足して「ガス欠」状態になり、体力の減退や「やる気」のなさにつながります。

もちろん、体内の生命活動機能の働きにも支障が生じてきます。体の中を一定の温度に保つための熱エネルギーも不足するため、「冷え」や「低体温」を引き起こします。

この冷え、低体温は、筋肉の緊張・硬直をさらに悪化させ、それにともなって血流もさらに悪くなります。そうして、冷えや低体温をはじめ血流が悪くなることによって起こる様々な問題をますます悪化させる……というデフレスパイラルに陥ります。

ちなみに「体温が36℃以下に下がると病気になりやすくなる」といわれますが、この場合の体温とは、脳や臓器など体の内部の体温のことで、「深部体温」といいます。

深部体温は、外気温などの影響を受けにくく、私たちが普通の体温計で計る舌下の体温よりおおむね0・5～0・7℃くらい高め、また脇の下よりは約1℃高めです。

深部体温36・5℃～37℃くらいが体の正常な機能に最適とされており、免疫機能も、人間の体の細胞の中で生命維持や健康維持のために行われている様々な化学反応（代謝）も、37℃前後で最も正常、活発になります。

深部体温がこれより低くなればなるほど、免疫力をはじめ体を正常・健康に保つ機能が低下するため、病気にかかりやすくなってしまうのです。

呼吸が浅くなると、自律神経が乱れる

呼吸が浅くなることで代謝が悪くなり、エイジングや肥満を加速させる

普段、私たちは常に呼吸していますが、そのことを意識していることはほとんどありません。意識するのはせいぜい、「深呼吸」をするときくらいではないでしょうか。

この呼吸の際にも、無意識のうちに様々な筋肉が働いています。呼吸に関わる筋肉

胸郭とは

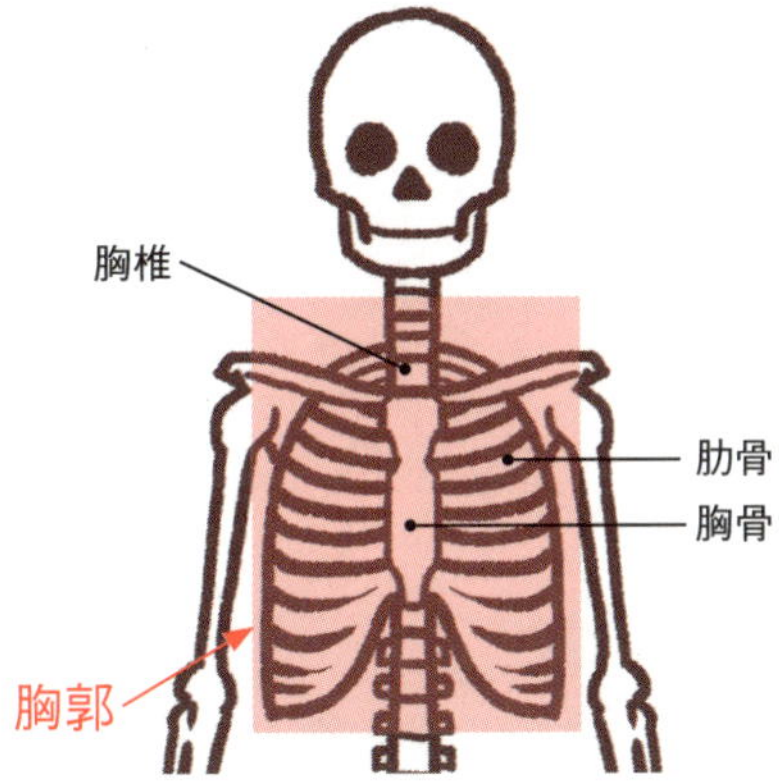

＊理解を助けるイメージ図のため、デフォルメしてあります。

を「呼吸筋」といい、息を吐く（呼）ときに働く筋肉を「呼息筋」、息を吸う（吸）時に働く筋肉を「吸息筋」といいます。

呼吸には腹式呼吸と胸式呼吸の2種類があり〈☞PART2　106頁図〉、それぞれで働く筋肉に違いがありますが、いずれにしても、いくつかの呼吸筋が連動しながら「胸郭」を引き上げたり引き下げたり、狭めたり広げたりして、胸郭に収納されている肺を収縮・拡大させ、息を吐き出したり吸いこんだりします。これが呼吸のメカニズムです。

しかし巻き肩になると、胸郭は、緊張・硬直している胸前の筋肉や背中の筋肉に圧迫され、呼吸筋の動きも抑制されるために、胸郭内の空間（胸腔）が十分に広がらず・狭まらずで、呼吸が浅くなるのです。

呼吸が浅くなると、生命活動に必要な酸素を十分に体内に取りこめなくなり、体内の細胞は酸素不足状態になります。こんな状態では、体の様々な機能に支障が来されるのは、当然といえば当然ですね。

酸素が不足すると、酸素を必要とする細胞の新陳代謝（ターンオーバー）もうまくいかなくなるため、老化（エイジング）が加速します。また、食べ物からエネルギーをつくるエネルギー代謝も悪くなるため、持て余された糖質や脂質がそのうち体脂肪と化し、肥満、メタボへまっしぐらとなります。

さらに、呼吸は自律神経にも大きく関わっているため、呼吸が浅くなると、次にお話しする「自律神経の乱れ」を招く一因になります。

「原因不明の不調」の原因も、巻き肩にあった！

「巻き肩」による心身のストレスと呼吸の浅さが、自律神経バランスを崩す

私たちが意識していなくても、また意志とは無関係に、内臓や器官、組織は、生命維持や体の状態を調えるために働き続けています。それは「自律神経」が、私たちの意志に代わって、こうした体内のシステムをコントロールしているからです。

自律神経は「交感神経（系）」と「副交感神経（系）」ふたつの系統から構成されています。そして、そのときどきの状況によって〈☞63頁「スイッチが入るのはこんなとき」〉、どちらか一方にスイッチが入り、もう片方はスイッチオフになります。シーソーのように、どちらかが上に上がれば（優位になれば）、どちらかが下がる関係ということもできます。

そのどちらにスイッチが入って優位になるかで、体内の臓器や組織の状態、機能は、まるっきり逆の反応を示します〈☞63頁下の表〉。交感神経がONのときにはいわば「緊張モード」に、副交感神経がONのときには「リラックスモード」になります。

「自律神経バランス（が整っている）」とは、日々の生活のなかで、交感神経ON状

態と副交感神経ON状態が、いずれか一方だけに偏らず、またそれぞれが必要に応じて適時にスムーズにスイッチが切り替えられること、といえるでしょう。

ところが現代人はえてして、交感神経にスイッチが入りっぱなしになって、副交感神経にうまく切り替わることができずに、心や体がリラックスできない、リラックスしにくくなるという状態に陥りがち。そんな状態に陥る大きな原因は「ストレス」です。ストレスを受けると、自律神経は交感神経優位になり、副交感神経へのスイッチが入りにくくなってしまうのです。

このストレスには、「精神的なストレス」だけでなく、「体に対するストレス」も含まれます。けがによる痛みなどはその典型例ですが、実は、巻き肩による「筋肉の緊張・硬直」状態も、体にとっては大きなストレスになっています。

また、呼吸は人間が無意識のうちに行っている「リズム運動」ということもできますが、このリズム運動には、自律神経を整える作用があります。呼吸は、私たちが無意識のうちに自律神経をコントロールできる唯一の運動なのです。呼吸が乱れたり浅

交感神経VS副交感神経 「スイッチが入るのはこんなとき」

○交感神経にスイッチが入る状況	○副交感神経にスイッチが入る状況
・仕事や運動などで集中して活動しているとき ・興奮したりハイテンションになったりしているとき ・危険・危機に直面したとき ・ストレスを感じているとき ・緊張したとき	・休息しているとき ・食事やおやつを楽しんでいるとき ・眠っているとき ・リラックスしているとき

交感神経VS副交感神経 相互のシーソー関係
（それぞれにスイッチが入ったときの内臓や器官、組織の状態・働きの比較）

内臓や器官、組織の状態	交換神経にスイッチが入っているとき	副交感神経にスイッチが入っているとき
心臓	心拍数が上がる（増加）	心拍数が下がる（減少）
血圧	上昇する	下降する
血管	収縮する	拡張する
骨格筋	緊張する	ゆるむ
立毛筋	収縮する（鳥肌が立つ）	ゆるむ
皮膚	縮む	拡がる
胃腸	活動を抑える	活動がすすむ
唾液	減少する。濃くなる	増える。薄くなる
消化管	消化液の分泌を抑える	消化液の分泌がすすむ
胆のう	胆汁の分泌を抑える	胆汁の分泌がすすむ
気管支	拡張する	収縮する
呼吸	はやくなる。浅くなる	ゆっくりになる。深くなる
陰茎	血管が収縮（射精）	血管が拡大（勃起）
子宮	縮む	拡がる
汗腺	汗が濃くなる	汗が薄くなる
瞳孔	拡大する	縮小する

くなったりすれば、自律神経のコントロールもスムーズにできなくなってしまいます。

このように筋肉の緊張（ストレス）と呼吸の浅さのダブル攻撃によって、自律神経が乱れてしまうと、体はもちろん、心にも悪影響が出ます。「不定愁訴」とか「自律神経失調症」と呼ばれているような、実にバラエティ豊かな体の不調、心の不調が表れてきます。まさに、「不調のスーパーマーケット」状態です。

その不調のスーパーマーケットの取扱品目例を以下に挙げておきましょう。

自律神経が乱れることで陥る「不調のスーパーマーケット」取り扱い品目

◆「体の不調」の棚

慢性的な疲労・だるさ、めまい・立ちくらみ／耳鳴り／冷え／微熱が続く／手足のしびれ／偏頭痛／頻尿・残尿感／食欲がない／下痢や便秘（またその繰り返し）／胃もたれ／のどや口の不快感／食べ物が喉を通りにくく感じる／動悸／息苦しさ・胸のしめつけ感／不整脈／首こり・肩こり・腰痛がなかなか治らない／風邪でもないのに咳が出る／ほてり／暑くもないのに顔だけあるいは手足だけ汗をかく／夜眠れない／寝起きが悪い／日中強い眠気に襲われる　など

◆「心、精神的な不調」の棚

わけもなくイライラしたり不安感におそわれたりする／疎外感や孤独感を覚える／焦りを感じる／やる気が出ない／脱力感がある／集中力が低下する／仕事の効率が悪くなる／ひどく落ち込む／感情の起伏が激しくなる／うつ症状が出る　など

◆その他の棚

・男性はＥＤになることも（副交感神経にスイッチが入りにくくなることが影響）
・ホルモンバランスが崩れる……不妊につながることも
・（女性の場合）無月経症／月経不順／子宮や卵巣などの疾患
・（男性の場合）無精子症や精子の減少／精子の異常

「巻き肩」ができあがるメカニズム

巻き肩は、IT社会の宿命!?

巻き肩人口の激増の背景にあるのが、IT機器の成長です。仕事で、趣味で、暇つぶしで……生活の様々なシーンで、「パソコン」「スマホ」を使うのが当たり前になり、しかも日常的に、これらに長時間向かっている、また向かわざるを得ない人も多いと思います。

このようにパソコン、スマホに向かっているとき、あなたはどんな姿勢になっていますか? どんな人にも最も特徴的なのが、「肩が前を向いている」こと。この「肩が前に向いた姿勢」が、巻き肩へのステップワンになります。

また、とくに気をつけてほしいのが、パソコンに向かうときの姿勢。ひじ~手の甲の部分をよく見てください。ひじ~手の甲は、上を向いていますね。

このパソコンのキーボードを打っているときのひじ~手の甲をそのまま、そーっと下におろしてみてください。このとき、ひじ~手の甲は、前側に向いていると思います。これは21頁のイラスト真ん中の、巻き肩の人のひじ~手の甲の向きと同じです。

あなたはどんな姿勢になっていますか?

よい姿勢　ダメな姿勢　ダメダメな姿勢

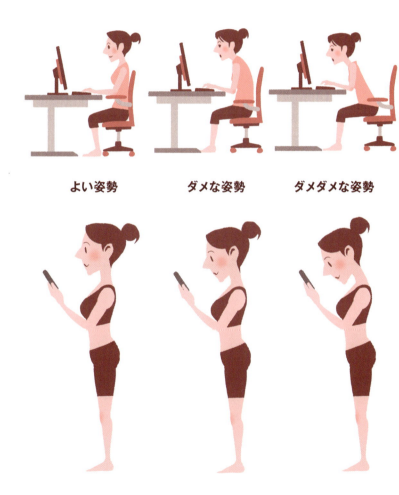

つまり、パソコンのキーボードを打っているときは、どんな人でも例外なく、無意識のうちに「巻き肩状態」になってしまうのです。

また、スマホを使っているときにはかなり前のめりで、しかもぬいぐるみを抱くときのように背中や肩が内側に丸まってしまっています。

こんな姿勢を長時間とり続けていれば、巻き肩になってしまうのも当然です。

生活のなかには、「巻き肩になる姿勢」があふれている

それでは、「パソコンもスマホも、あまり使わなければ安心」なのかといえば、そうでもありません。日常生活のなかには、「巻き肩へのステップワン」になるような姿勢をとる機会というのは、皆さんが思っている以上に多いのです。

まず、デスクワーク。パソコンを使わなくても、やはり、やや前かがみ状態になりやすいですね。ひじ~手の甲が、パソコンのキーボードを打つときのような上向きになっていないぶんだけ、ちょっと救われているでしょうか。

「じゃあ、これからはデスクワークのときは、よい姿勢をとるよう心がけよう！」と思われた方。そのような志は大切なのですが、志だけではどうにもならない、巻き肩

へのステップワンとなってしまう落とし穴が、日常生活のなかには実にたくさん潜んでいます。

例えば、台所仕事。包丁を使って食材を切ったり、フライパンで炒め物をしたりしているとき。雑巾がけや、掃除機、モップを使って掃除をしているとき。お風呂場の掃除をしているとき。それに、食事中、リビングでくつろいで本や新聞を読んでいるとき……。

などなど、生活のなかの様々なシーンを思い浮かべてみると、意外に、自然と前かがみ姿勢にならざるを得ないシーンが多いことに気づかれると思います。1日の生活時間のなかで、半分以上の時間を前かがみ姿勢で過ごしているという方が、実は多いのです。

巻き肩の肩の巻かれ方 ステップワンの姿勢から、重度の巻き肩になるまで

「巻き肩」になるときには、体の中ではどんな変化が起こっているのでしょうか。

まずは次頁のイラストで巻き肩に関わってくる主な筋肉や骨格を見てみましょう。

筋肉では、胸前や鎖骨付近の筋肉（大胸筋、小胸筋、鎖骨下筋など）や、背中の筋

肉（僧帽筋など）〈☞71頁図〉、そして、これらの筋肉の硬直・緊張の影響を受けるのが、鎖骨や肩甲骨、肋骨です。

これらの筋肉や骨格から〝つくられていく〟巻き肩。そのイメージとしては、骨格標本（ガイコツの模型）をうつぶせ状態に寝かせて、背骨をつまんで徐々に引っ張り上げていくと、通常は水平に近い状態になっている背中の肋骨・鎖骨・肩甲骨が、くにゃっと前方（下方）に丸まっていくような形を思い浮かべて頂けるとよいでしょう。

72頁〜73頁に、筋肉や骨がどのようなステップを踏んで巻き肩になっていくのか、またその過程で心身にどんな負担がかかってくるのかをまとめておきます。

あなたの今の「巻き肩度」を測るものさしにしてください。

巻き肩に関わる筋肉と骨格

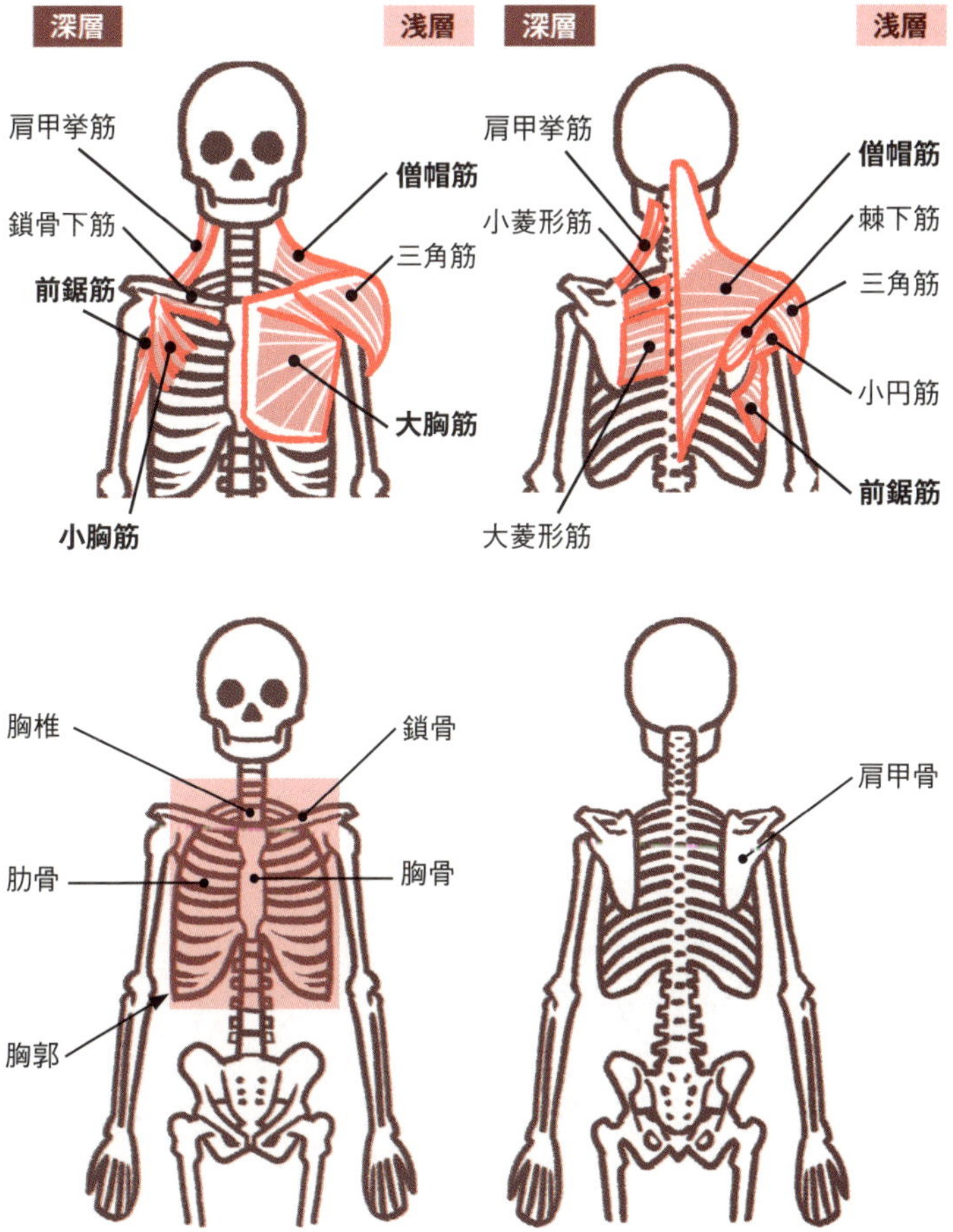

＊理解を助けるイメージ図のため、デフォルメしてあります。

STEP 3

STEP1～2の筋肉や骨の状態が固定され、「巻き肩」姿勢が定着／ボディラインの崩れや心身の不調なども慢性化・進行する

●正しい姿勢がとりづらくなっていく

〈軽度の巻き肩〉

・意識して姿勢を正すと「気持ちいい」と感じる

↓

〈中度の巻き肩〉

・前かがみ姿勢のほうが楽になる。正しい姿勢をとるのがつらくなり、常に自分にとって楽な姿勢（＝前かがみ姿勢）をとるようになる

↓ さらに進行すると……

・自力では正しい姿勢をとることが不可能になってくる

・重い頭を支えている背中の筋肉が、極端に発達してくる

・よい姿勢を保つための筋肉が衰える、とくに腹筋が弱くなる

●巻き肩によるボディラインの崩れ、様々な体や心の不調や問題が、慢性化したり進行したりする

STEP 4

STEP1～2の筋肉や骨の状態が完全に固定される／巻き肩の影響による心身の様々な症状がさらに進行・悪化する

〈重度の巻き肩〉

・もはや正しい姿勢をとることができなくなるまで、筋肉・骨格が固まってしまう

・全身の姿勢が崩れる

・巻き肩の影響による体や心の不調、問題がさらに悪化、深刻化することも

巻き肩の進行STEP

STEP 1
▶前かがみ姿勢

・ 肩の可動域の前側部分のみを使っている
・ 胸前の筋肉が縮んで緊張している
・ 背中の筋肉は伸びて緊張している
・ 重い頭（7kgもある!）を背中の筋肉で支えている

↓ 長時間、繰り返し「前かがみ姿勢」をとると……

STEP 2
▶筋肉の緊張・硬直が常態化／ボディラインや心身への影響が出てくる

・胸前の筋肉は縮んだまま硬直
・背中の筋肉は伸びたまま硬直
・鎖骨の先が胸前の筋肉に引っ張られて、前に曲がって向いてくる
・肋骨の角度が急になってくる
・肩甲骨が胸前の筋肉に引っ張られて外側にずれ、前方に屈曲してくる
・骨盤が後に傾く、あるいは前に傾く（＊）
・ボディラインが崩れてくる
・この頃より体や心に様々な不調や問題が出始める

→ ＊丸まった肩や背中、前かがみ姿勢を無理に立て直そうとして、背中を反りお腹を突き出すと、**「反り腰」**になり、骨盤は前傾する

↓

PART 2

歩きながら、
ちょっとした生活の習慣で、
「巻き肩」が治る!

巻き肩を改善していくために、大切なこと

ＰＡＲＴ１では、巻き肩とは何か、また巻き肩による体や心への影響について、「どうしてそうなるのか」といった点も含めてお話ししてきました。このような巻き肩によるダメージも、巻き肩の改善にともなって解消されていくはずです。

ただ、その改善法を間違えてしまったり、また大切なところがおざなりになったりすると、効果がなかなか表れなかったり、一時的に改善してもすぐに元に戻ってしまったり、ときにはかえって悪化させてしまう事態にもなりかねません。

ＰＡＲＴ２ではまずそのような注意点からお話ししていき、その点も踏まえながら、続くＰＡＲＴ３までにわたって巻き肩を根本的に改善していくためのノウハウをご紹介していきます。特別なことを、特別に時間をつくって行うというのではなく、いずれも、皆さんの忙しい生活のなかでも無理なくできることで、しかも正しく行えば着実に効果をあげられる方法に絞っていますが、これらのことを全部きっちり行わなければならないというわけではありません。できることをトライしてみる、生活のなかでちょっと心がけてみる、というところから始めてみましょう。

「骨格を正す」のではなく「筋肉の緊張をゆるめる」という意識をもつ

巻き肩を治すのは、イコール内側に巻いてしまっている肩を元に戻す、肩を開くことです。言葉だけを見れば、「骨格を正す」「骨へのアプローチ」ととらえられてしまうかもしれませんが、ＰＡＲＴ１でお話ししたように、骨は筋肉によって動かされています。

巻き肩を改善するには、骨ではなく「筋肉」にアプローチします。肩を開くには、まず、肩を丸めてしまっている筋肉の緊張・硬直を、ほぐしていかなければなりません。

硬くガチガチに緊張している筋肉をほぐしてゆるめてあげる。これをしっかり意識して、巻き肩改善に臨みましょう。

さて、「筋肉をほぐしましょう。ゆるめましょう」というと、即、ストレッチを思いつかれる方も多いのではないでしょうか。しかし、ストレッチをするだけで筋肉の緊張をゆるめることは困難です。「決してできない」と言ってもいいくらいです。

もちろん、ストレッチはよくない、全く効果がないと言っているのではありません。

ストレッチをはじめ、筋肉をほぐすためのエクササイズなどを行うのであれば、まず次の点に留意する必要があるのです。

◆ストレッチする筋肉や方法を誤ると、かえって緊張を悪化させたり、筋肉を壊してしまったりするリスクがある

◆ストレッチを含め、筋肉をほぐすエクササイズの効果を確実に、また持続的にあげていくためには、それ以前にやっておかなければならないことがある

つまり、巻き肩改善には、「やってはいけないストレッチ」があり、ストレッチやエクササイズを始める前にまず手をつけなければならないことがあるのです。

伸びて固まっている筋肉を伸ばすストレッチは意味がない

ストレッチの運動は、直接的には「筋肉を伸ばす」運動です。筋肉を伸ばした結果、筋肉がほぐされる。これがストレッチのしくみであり目的です。

ですから、縮んで固まって緊張した筋肉をほぐす場合には、効果も期待できます。

ところが、「伸びたまま固まってしまっている」筋肉をそれ以上に伸ばしても、緊

張はほぐれません。それどころか、筋肉が壊れてしまうこともあります。

これ以上伸びないところまで伸びて固定されたゴムを、さらに伸ばそうとしたら、どんなことが起こるでしょうか——ゴムはぷつんと切れてしまいますね。

同様に筋肉も、伸びたまま固まって緊張しているところに、さらに伸ばそうとすれば、筋肉を構成している筋線維がぷっつり切れてしまいます。

巻き肩の場合でいえば、背中の筋肉です。収縮して緊張・硬直している胸前の筋肉に引っ張られた鎖骨や肩甲骨に引っ張られ、背中の筋肉は「伸びたまま固まって」しまっています。背中の筋肉をさらに伸ばすストレッチは、決してやらないようにしてください。


縮んで固まっている筋肉を伸ばすストレッチには「ある程度の時間」をかける

逆に、縮んで固まっている胸前の筋肉のストレッチなら、筋繊維が切れてしまう可能性は、少なくとも背中の筋肉よりは低いのですが、こちらも注意が必要です。

下手をすれば、縮んだ状態をさらに悪化させ、ますます硬く緊張させてしまう結果になりかねません。あるいは、場合によっては、やはり筋線維が切れてしまう可能性もあります。

ストレッチによって筋肉が縮んだ状態をさらに悪化させることがあるのは、縮んでいる筋肉がいきなり伸びようとすると、脳が「伸びるな、縮め！」という指令を出してしまうからです。

筋肉が急に伸びると筋線維が切れてしまう危険性があるため、脳は脳で、ブレーキをかけてしまうのです。これを筋肉の「伸長反射」と呼んでいます。いわば体を守るための自己防衛反応なのですが、親心がかえってアダになるというわけですね。

このような事態を防ぐために、**収縮した筋肉を伸ばすストレッチは「ある程度の時間」をかけて行うのがコツ**です。

伸ばされようとしている筋肉に「縮め！」と脳が命令を送る時間は、6秒間くらいといわれています。この約6秒の間に伸ばすのをやめてしまうと、先に言ったようにかえって筋肉が縮んでしまいますが、この約6秒を超えて「ある程度の時間」伸ばしたままにしていると、脳のほうがあきらめて、筋肉に「無駄な抵抗はやめて力を抜きましょう」とメッセージを送ります。

すると、脳からのメッセージを受けた筋肉は、す〜っと力を抜き、緊張がとけて、伸びていきます。

ただ難しいのは、「ある程度の時間」がどのくらいの時間かという点です。一般的には20秒～30秒くらいが目安とされ、30秒を超えるとそれ以上は伸びない（伸びしろがなくなる）ので、意味がないといわれています。

しかし、「ある程度の時間」は、個人差はもちろん、同じ人でも日によって、あるいは1日のどの時間帯に行うかによっても異なってきます。筋肉の収縮の程度や、体温、血流の状態、体の疲労度、体調によっても異なります。

また、筋肉が極度に硬く緊張している状態になっていると、伸びる前に筋線維が切れてしまうこともあります。

そのあたりの判断が難しいので、専門家の指導を受けながら行うのであればよいのですが、自分ひとりで行うシチュエーションでは、「ストレッチは必ず効果がある」とは言いにくく、悪化させるリスクも伴うので、注意が必要なのです。

筋肉をほぐすエクササイズやストレッチの効果を上げるために

仮に適切な方法、時間をかけてストレッチを行うにしても、また、他の様々な「筋肉をほぐすエクササイズ」を行うにしても、その効果が確実に発揮されるためには、必ずやっておかなければならないことがあります。

それは、筋肉の緊張・硬直をほぐすための「体の土台づくり」です。具体的には、血流をよくし、体の冷えをとり（深部体温を上げ）、自律神経を整えることです。

深部体温が低いと筋肉も十分に温まらず、カチカチになります。そんな筋肉にストレッチを行うと、筋線維が切れてしまう原因になります。

それだけではありません。血流の悪化、体の冷え、自律神経の乱れを改善しておかないと、どんなに有効なエクササイズやストレッチを行っても、一時的によくなることはあってもまたすぐに元の木阿弥になってしまうのです。

なぜなら、筋肉の緊張・硬直と、血流の悪化、深部体温の低下（体の冷え）、自律神経の乱れとの間には、切っても切れない、左頁図のような関係があるからです。

体の土台をつくって「魔のデフレスパイラル」を断つ！

左頁図からもわかるとおり、

①いったん巻き肩で筋肉が緊張・硬直すると、血流が悪くなり、また、呼吸が浅く

筋肉の緊張・硬直「魔のデフレスパイラル」
～「血流の悪化」「冷え」「自律神経バランスの崩れ」の三つどもえ

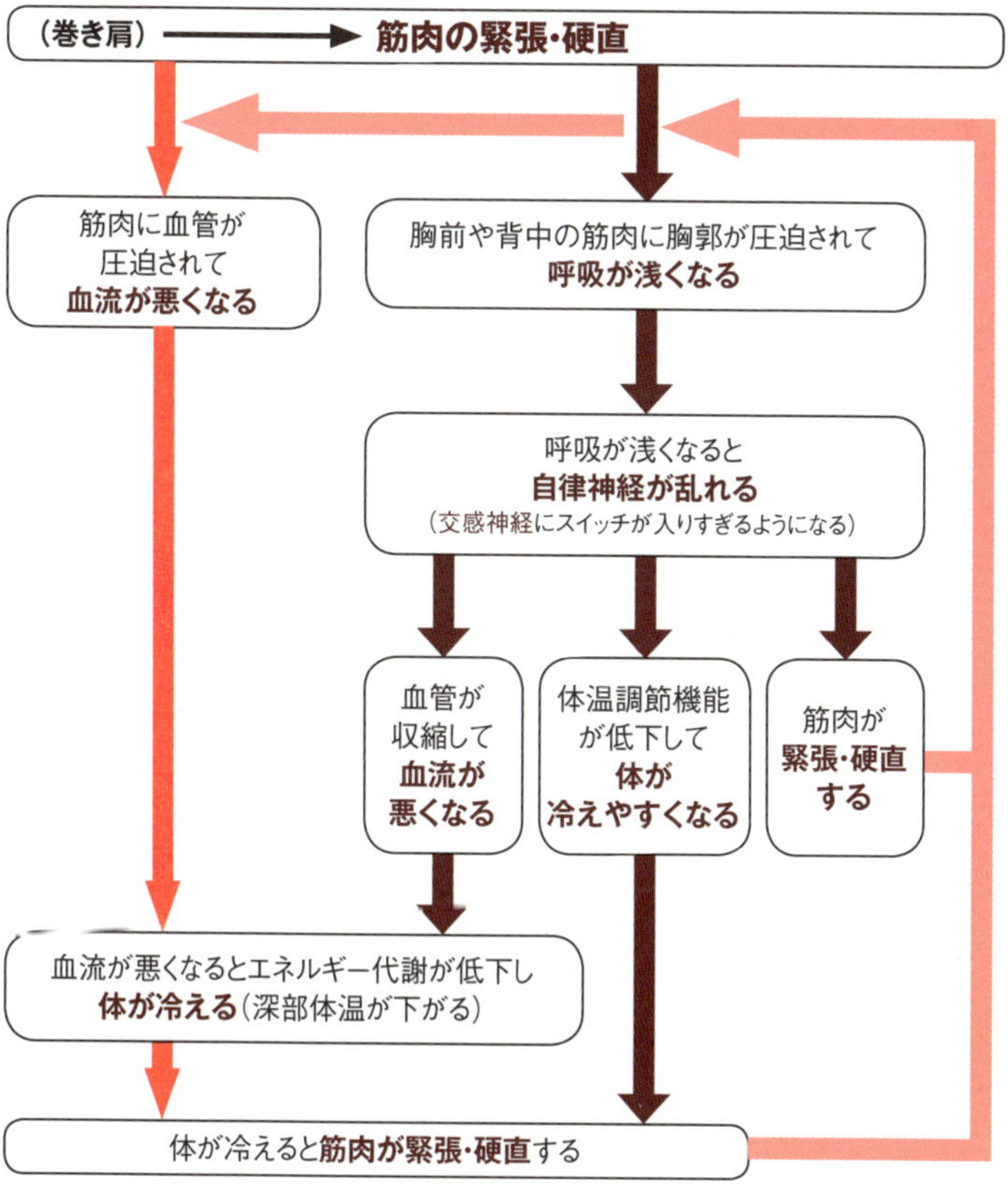

なることから自律神経が乱れます。
②血流が悪くなると、エネルギー代謝が下がって熱エネルギー源が不足し、体が冷えるため、筋肉が硬くなります。
③また、自律神経が乱れ、交感神経にスイッチが入り続けていると、筋肉も緊張・硬直し続けます。
②、③による筋肉の緊張・硬直でさらに血流が悪くなり、自律神経が乱れる……という、「終わりのないデフレスパイラル」に陥ってしまうのです。

どんなに筋肉をほぐそうとしても、血流が悪く体に冷えが生じている間は、完全に筋肉の緊張・硬直をとくことはできません。また、自律神経が乱れ交感神経にスイッチが入り続けていれば、緊張がほぐれるヒマもありません。

まずはこのデフレスパイラルを断たない限り、筋肉はほぐれず、巻き肩は治りません。巻き肩による体や心への悪影響も改善されません。

タマゴが先かニワトリが先か、「いったいどこから始めればよいのか」という話になりますが、まずは冷えをとり、血流をよくし、自律神経を整えるところから始めて、それをコツコツと続けて体の土台をつくっていきながら、筋肉にアプローチしていくというのが最も効率のよい方法です。

もっとも、血流や自律神経の改善といっても、一朝一夕に達成されるものではありません。

血流にしても、自律神経にしても、日々の生活習慣や生活環境のなかで、様々な要因が絡み合って、よくもなれば悪くもなるものです。

逆にいえば、生活のなかでのちょっとした工夫や習慣が、改善の糸口になるということ。本書PART3で、睡眠や食生活などについてアドバイスさせて頂いているのも、日々着実に「血流や自律神経を改善して体の土台づくり」を行って頂くためです。

巻き肩が改善されれば、結果として悩ましいボディラインや心身の不調、肌トラブル、老け顔なども改善していくのですが、それ以前に、血流や自律神経の改善を導く睡眠や食生活などの生活習慣自体が、こうした不調にダイレクトによい影響・効果をもたらします。

つまり、生活習慣のなかで、巻き肩と心身の不調などが同時進行で改善されていくために、それらの相乗効果でそれぞれがさらに改善されていく――という上昇スパイラルに乗ることができるのです。

大腰筋ウォーキングで全身&心の不調にアプローチ！

1日たった10分の〝散歩〟で劇的な効果が

巻き肩や、巻き肩による全身の姿勢の改善のために、これだけは〝必ず〟実践して頂きたいエクササイズが、「大腰筋《だいようきん》ウォーキング」です。

エクササイズというと、ちょっと身構えてしまう方もいらっしゃるでしょうか。けれど、すでに散歩を習慣にされている方であれば、歩き方を大腰筋ウォーキングにすればOK。意識して少し変えるだけです。

散歩の習慣のない方は、1日10分以上、大腰筋ウォーキングをしながら散歩をする習慣をつくりましょう。10分以上で、疲れない程度、ないし心地よい疲れ、ほどよい疲れが出てくる程度の運動で、十分に効果があがります。長時間のジョギングのようなハードな負荷はかかりませんし、かける必要もありません。

あるいは、通勤通学で駅まで10分くらいは歩くというのであれば、その通勤・通学の最寄り駅までの歩行を、大腰筋ウォーキングにするだけでよいのです。

毎日欠かさず、大腰筋ウォーキングを続けることで、劇的な効果が表れます。

また、大腰筋ウォーキングには、大腰筋を通して体の様々なところにアプローチして、姿勢やボディラインに関わっている筋肉や骨格はもちろん、内臓や器官、そして、なんと心にも作用して、体や心の不調を改善する効果があるのです。

その秘密は、「大腰筋」という筋肉の特徴、性質、働きにあります。

よい姿勢をつくり、体や心の不調を解く鍵となる大腰筋の〝秘密〟に迫る

巻き肩、姿勢改善の「エース筋」で、さらに全身の健康、心の健康のカギも握っているという大腰筋。いったいどんな筋肉なのか、その特徴、性質、働きを見てみましょう。

①大腰筋は、骨盤の筋肉とともに、歩行のときに使われる

大腰筋は、骨盤の筋肉の腸骨筋《ちょうこつきん》とともに、骨盤の屈曲動作に関わり、歩くときに、

足を前に振り出したり太ももを持ち上げたりするのに使われます。
この歩行に重要な働きをする大腰筋と腸骨筋とをあわせて、「腸腰筋《ちょうようきん》」と呼びます。

②大腰筋は、インナーマッスル（深層筋）のひとつ

人間の筋肉は、骨の部分から何層にも重なっています。それらの筋肉のうち、深い層の筋肉を「インナーマッスル（深層筋）」と呼んでいます。インナーマッスルは、人間の細かい動作に合わせて関節の位置を正常に保ったり、姿勢を調整したりする、「基盤」の筋肉です。大腰筋や骨盤の筋肉（腸骨筋）が弱ると、骨盤が傾いてきます。

③大腰筋は、上半身と下半身を結ぶ唯一の大きな筋肉

大腰筋は、背骨のいちばん下の胸椎（第12胸椎）と、それにつながる腰椎のすべて（第1～5腰椎）にくっつき、太ももの骨、大腿骨の付け根まで延びています。

人間の体の大きな筋肉のなかでこのように上半身の骨格と下半身の骨格とを結んでいるのは、大腰筋だけで、上半身と下半身のバランスコントロールに大きく関わっています。

④大腰筋は、体幹とつながっている

大腰筋は、骨盤の筋肉（腸骨筋）とともに、上半身のなかでも、体幹（体のセンター部分となる胴体部分。とくに腹腔部分）とつながっています。大腰筋や腸骨筋の活動は、体幹部分の筋肉（腹筋など）や、内臓や器官の働きにも作用してきます。

大腰筋は上半身と下半身をつなぐ唯一の大きな筋肉

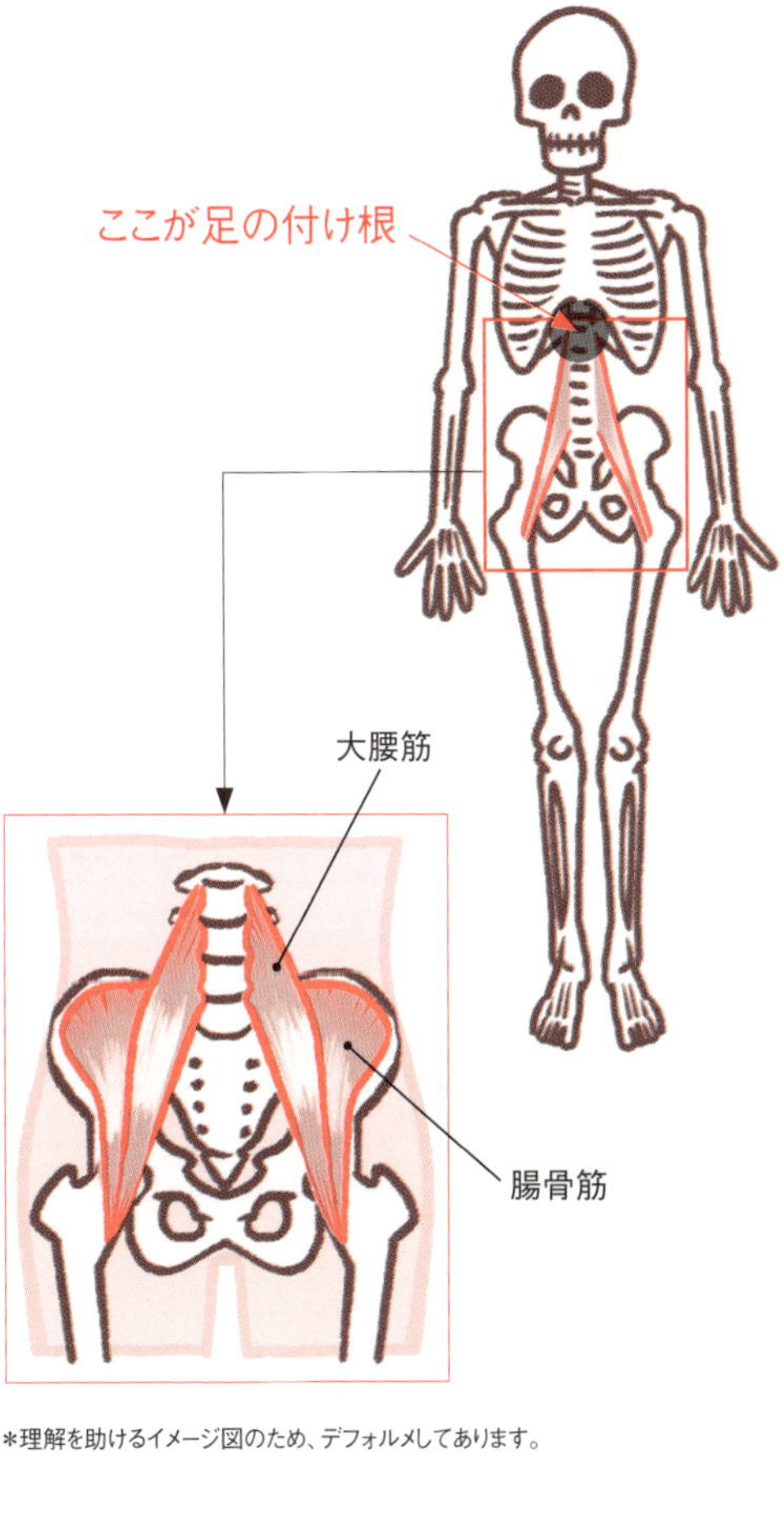

＊理解を助けるイメージ図のため、デフォルメしてあります。

「大腰筋ウォーキング」の正しい歩き方を身につけよう

大腰筋ウォーキングは、先に挙げた大腰筋の特徴や性質、働きをフルに発揮しながら、体の奥深くから姿勢を正していき、そして、巻き肩の影響で起こってしまった様々な心身のダメージの解消にも、抜群の効果が表れます。

その主な効果は94頁以下でご紹介しますが、大腰筋ウォーキングも、ちょっとやり方を間違えてしまうと効果があがらなくなり、場合によってはかえって姿勢を悪くする結果になりかねません。以下、基本的な大腰筋ウォーキングの方法、効果をあげるポイント、注意したい点などをご紹介していきます。

「大腰筋ウォーキング」の正しい歩き方

◆89頁の図にある●印（「ここが足の付け根」）から、足を前に出すイメージをする

☞骨格を見ると股関節が足の付け根に見えますが、太ももの太い骨、大腿骨を動かす筋肉は●印の場所（第12胸椎〜第1腰椎）から始まっています。ここをコンパスの頂点にするのが、大腰筋ウォーキングです。

◆歩幅は大きく大股で、足をぐんと前にできるだけ遠くに振り出す
◆着地はかかとから。足の内側を使う。着地後は、かかとから親指にすっと重心を移していき、最後は親指から重心がすーっと抜けるようなイメージで
☞大股で歩くと、おのずとかかとからおりることになる。逆にいえば、かかとからおりざるを得ないくらいの大股で歩く。かかとから着地すれば、自然と親指から抜けていくような感じになる
◆靴は、足にぴったり合うサイズ（足幅、足長ともに）の「フラットシューズ」でスニーカーや、革靴なら柔らかい革を使ったものを選ぶ
☞足の内側を使って、かかとから着地して親指から重心が抜ける歩き方をするためには、かかとのほとんどないフラットシューズでないと難しい
◆歩く速さは、やや急ピッチの早歩き。時速6〜7㎞くらい
☞普通に歩く速さのおよそ1・5倍の速さが目安になる
◆前を向いて、胸を張った姿勢をとる
◆腕は、「腕を振るのではなく、『肩甲骨を振る』」ようなイメージで
◆背骨がねじれたり、体の中心の軸がぶれたりしないよう、意識して歩く

☞慣れるまでは、今いる地点から前方3～5ｍ先まで1本のラインが描かれているイメージをつくり、そのライン上を左右にぶれないようまっすぐ歩いていくとよい

☞背骨がねじれたり体の軸がぶれないように歩くのが難しければ、まずはいわゆる「ナンバ歩き」をして、背骨がねじれたり体の軸がぶれない感覚をつかむとよい

＊ナンバ歩き…右手と右足、左手と左足を同時に出して前に進む歩き方。和服を着たときにこのような歩き方をすると、裾がはだけたり着崩れしたりしにくいのは、背骨がずれたり体の軸がずれたりしにくいため。

◆大腰筋ウォーキングは10分以上、疲れない程度、ないし心地よい疲れ、ほどよい疲れを感じる範囲で行う

☞硬くなった筋肉がほぐれるくらいに血流がよくなるには、10分くらいかかるので、大腰筋ウォーキングの効果をあげるには、10分以上続けるのがコツ。

ただし、筋肉疲労を起こしてしまうと筋肉が緊張・硬直してしまうので逆効果。

また、極度の体の疲労は肉体的ストレスになり、これも筋肉を緊張させてしまうので、ＮＧ。10分以上で、かつ、疲れすぎない範囲で行うことが大切。

◆ウォーキング中は「胸式呼吸」と「腹式呼吸」を合わせた「全体呼吸」〈☞105

大腰筋ウォーキングの正しい歩き方

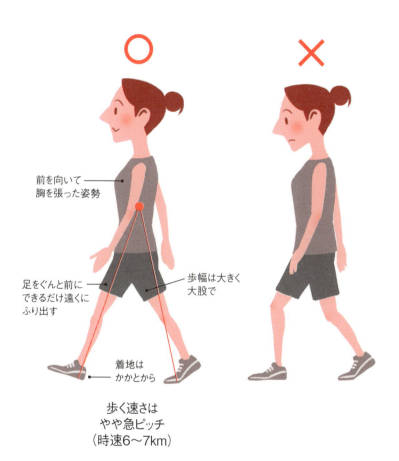

頁〉を行うと、さらに効果が上がる

腹式呼吸を合わせることで、一度の呼吸でとりこむ酸素量が増える。ウォーキングは「有酸素運動」で、酸素をしっかりとりこみながら行うことでエネルギー代謝がアップして深部体温が上がり、血流も一層よくなるので、硬くなっている筋肉もよりほぐれやすくなる。

大腰筋ウォーキングの効果① 姿勢改善

巻き肩になって姿勢が崩れてしまっている方は、大腰筋ウォーキングを始めたばかりの頃は、ちょっとぎこちなさや、つらさを感じることもあるかもしれません。

それは、本来、美しい姿勢をつくる筋肉が異常に発達して緊張・硬直していたり、弱まっていたり、また体の様々な部分の可動域が狭まってしまっているためです。

姿勢が悪くなっている人が姿勢を正そうとしても、体がこわばって、なかなか正しい姿勢をとれないのと同じです。

大腰筋ウォーキングでは、**「体の重心を上に上げる歩き方」**、**「骨盤の位置を正そうとする歩き方」**になります。背中が丸まっている状態では、「体の重心を上げる」のには困難が生じます。

背中の筋肉、お腹の筋肉のバランスがとれていれば、スムーズに体の重心が上がっていくのですが、背中の筋肉が固まって「使えない」状態でこのような歩き方をしていると、ついついお腹に余計な力が入ってしまうこともあります。

また、骨盤が傾いた状態で固まっていると、骨盤を正そうとする歩き方によって、骨盤周りや太ももなどの緊張・硬直した筋肉が刺激を受けます。

それにそもそも、前かがみ姿勢で背中が丸まり、骨盤が傾き、姿勢が悪くなっている状態では、大腰筋そのものも硬くなりやすくなっています。大腰筋が硬くなっていると、この大腰筋を動かすのも少々苦痛に感じられるかもしれません。

そのために、大腰筋ウォーキングをやり始めたばかりのうちは、腹筋や太もも、ヒップなどが筋肉痛になってしまうケースもあります。

しかし、ぎこちなさや筋肉痛を乗り越え、大腰筋ウォーキングを正しい方法で実践し続けているうち、骨盤が徐々に正しい位置に戻ってきます。また、スムーズな動きや美しい姿勢をとるのを阻んでいた筋肉の緊張・硬直がほぐれてきて、可動域も拡がっていきます。

例えば、背中の筋肉。巻き肩の前かがみ姿勢のために、重い頭をひとりで必死に支えていなければならなかったために異様に発達し、さらに、縮んで緊張した胸前の筋肉に引っ張られ、伸びたまま硬直していた背中の筋肉も、大腰筋ウォーキングを続けるうちに、余計な筋肉が落ち、また、やわらかくほぐれていきます。さらに、背中の筋肉の発達のあおりを喰う形で弱まり、落ちていた腹筋が、しっかりついてきます。

こうなると、それまで「悪い姿勢のほうがラク」だったのが、「美しい姿勢をとったほうがラク」になってきます。

背中の筋肉が本来の状態に戻れば、肩甲骨や鎖骨のずれも正されていき、それにともない、縮んで緊張・硬直していた胸前の筋肉が伸ばされ、肩や骨盤も正しい位置に戻っていきます。こうして、骨盤の位置が正常になれば、反り腰や、骨盤の傾き・ゆがみの影響によるO脚やX脚、外反母趾や扁平足の改善にもつながっていきます。

また、美しい姿勢を取り戻せば、おのずときれいなボディラインを手に入れることもできるでしょう。

大腰筋ウォーキングの効果②　自律神経や血流、リンパの流れが改善

大腰筋ウォーキングによる歩行では、脊柱に左右・上下両方向への力が交互に加わります。脊柱には、自律神経系の要となる経路やリンパ本幹が走っており、また、たくさんのリンパ節があります。これらが、大腰筋ウォーキングで歩くたびにマッサージされるため、自律神経が整い、リンパの流れがよくなります。

また、大腰筋ウォーキングに限りませんが、運動をすれば、血流がよくなります。こうして、自律神経が整い、リンパの流れや血流がよくなれば、自律神経の乱れや血流が悪くなることによって起こっていた様々な不調も改善されていきます。

しかも、「インナーマッスルである大腰筋を使う」＝「筋肉の深部からどんどん動かしている」ということ。筋肉の深部の運動は、血流をよくする効果も高く、また、エネルギー代謝もアップするので、ダイエット効果も期待できます。

さらに、筋肉の土台部分が鍛えられ、しっかりしてくることで、全体的に筋力がアップします。とくに腰周りの筋肉が丈夫になるので、腰痛の解消・防止につながります。

大腰筋ウォーキングの効果③　大腰筋とつながっている内臓の働きがよくなる

大腰筋ウォーキングで大腰筋をしっかり動かすと、その近くにある胃や腸などの消化器系の内臓が適度に刺激されます。

その適度の刺激によって、消化器官の働きがよくなり、胃や腸の調子もよくなります。

常日頃、胃もたれや便秘・下痢などの症状に悩まされていた方が、大腰筋ウォーキングをするようになって、こうした悩みから解放された、という例も非常に多いです。また、大腰筋は腎臓の筋膜とつながっています。胃腸などと同様に、大腰筋ウォーキングは、腎臓の機能アップにも効果があります。

腎臓の働きがよくなると、むくみが解消されるほか、腎臓での解毒・排出機能が高まり、体内の老廃物や有毒物質がスムーズに体外に排出されるようになります。その結果、代謝アップや、様々な病気や健康問題のリスク低減にもつながります。

とりわけ東洋医学では、生命維持に必要な体の諸機能を正常に働かせ、全身の健康を支配しているのは「腎臓」と考えられています。

西洋医学の世界でも、臓器や組織の細胞同士が直接、メッセージ物質によって情報をやりとりしながら、それぞれの機能をコントロールして生命や健康を守っているということが解明されていますが、そのなかでリーダー的、中心的な働きを担っているのが、脳でも心臓でもなく、「腎臓」だということもわかってきました。

ちなみに「かんじんかなめ」の「かんじん」、パソコンでは「肝心」と変換されてしまうこともありますが、本来は「肝腎要」からきている言葉です。

また、東洋医学での「肝」は、単に肝臓を意味するのではなく、血流や、西洋医学でいうところの自律神経や内分泌系（ホルモン分泌）に関わる体の機能全般を意味します。

いずれにしても、生命と健康を維持していくためには、血流や自律神経、自律神経と深い関係にあるホルモン分泌、それに腎臓の機能を正常化することがとくに重要ということ。

大腰筋ウォーキングは、「肝腎要」のミラクルウォーキングといえそうですね。

大腰筋ウォーキングの効果④　前向きに歩くことで、心も前向きに

大腰筋ウォーキングの〝正しい歩き方〟では、必ず、「前を向いて、胸を張って、大股で歩く」ことが基本になります。

この歩き方が、心にも大きな変化をもたらします。

まっすぐ前を向いて、胸を張って、大股で堂々とした歩き方。

一方で、前かがみで背中を丸め、とぼとぼ、あるいはせかせかとせわしない歩き方。

意欲的で明るく、柔軟な考え方もできて、仕事も人間関係も好調、自信をもって、イキイキと元気・健康に毎日を生きている人。

一方で、自信がなく何をやっても上手くいかないように思ったり、すぐに落ち込んだり、かたくなな気持ちになりがちでいつも孤独感にさいなまれ、体もなんとなく不調というような人。

どちらの人が、どちらの歩き方をしているでしょうか。

答えは明らかですね。

また、営業先で仕事がうまくいかなかったときにはうつむき加減に歩いて会社に戻る人でも、仕事がうまくいったときには胸を張って堂々とした足取りで歩いているのではないでしょうか。

姿勢や歩き方には、その人そのときそれぞれの内面の状態が反映されます。

しかし逆に、姿勢や歩き方が内面の状態に反映される、つまり、姿勢や歩き方によって内面の状態が変わることもあるのです。

「カタチ」によって内面、メンタルも変わるのです。

例えば、きゅっとネクタイを締めビシっとしたスーツでキメているときには、「リラックスしてくつろいでください」と言われても、なかなかくつろいだ気分にはなれません。

一方で、パジャマを着てゴロゴロしているときに「もっと気を引き締めてしゃんとしなさい」と言われても、気が引き締まるワケがありません。しかし、パジャマを脱ぎ捨てて飛び起きビシっとしたスーツに着がえたとたんに、自然と気が引き締められるものです。

姿勢や歩き方も、この「カタチ」です。

あなたも一度、試してみてください。

まず、前を向いて、胸を張って堂々と歩いてみましょう。

このとき、あえて「自分はもうダメだ」「絶望的だ」など、負の言葉を心の中で思ってみてください。すると、何か言葉だけが空回りして、心がついてこないような違和感を覚えると思います。

逆に「よし、頑張るぞ!」「絶対に成功するぞ!」といったアグレッシブな言葉を思ってみてください。すると今度は、心が素直に反応して、どんどん前向きな気持ちになるはずです。

試しに、逆もやってみましょう。

前かがみになって背中を丸め、うつむいてトボトボ歩きます。そんなときに先ほどのアグレッシブな言葉を思ってみても、心がついてきません。逆に負の言葉を思うと、今度は心が素直に反応して、どんどん暗く気持ちが落ち込んでいくように感じられるでしょう。

メンタルが姿勢や歩き方に反映されると、その姿勢や歩き方がさらにそのメンタルを加速します。

メンタルが低調なときは、姿勢や歩き方も悪くなり、さらにメンタルが低調になります。こうして、デフレスパイラルに陥っていきます。

また、姿勢や歩き方がメンタルに反映されると、そのメンタルがさらに姿勢や歩き方を加速させます。姿勢や歩き方がよいと、メンタルが上向きになり、姿勢や歩き方もさらによくなります。こうして、上昇スパイラルに乗っていくことになります。

大腰筋ウォーキングは、このような上昇スパイラルをつくるきっかけになるのです。

そうして、心が前向きに明るく、軽くなっていけば、ストレスによって乱れていた自律神経のバランスも整い、体の不調が解消されるきっかけにもなっていきます。

体だけでなく、「心の土台づくり」も大切なのです。

「リラックス呼吸」で呼吸を深くし、自律神経を整える

自律神経コントロール法としての「リラックス呼吸法」

ＰＡＲＴ１でもお伝えしたように、巻き肩になると、硬直した胸前や背中の筋肉に、肺を包み込んでいる胸郭が圧迫されて呼吸が浅くなります。呼吸が浅くなれば、体内の細胞が酸素不足になり、生命や健康を維持する様々な機能の低下を招くほか、自律神経が乱れる原因になります。

一方で、酸素を十分にとりこめるくらいに深くゆったりとした呼吸には、体や心の「リズム」を整え、心身をリラックスさせ、自律神経をコントロールする作用があります。

スポーツアスリートが、大きな試合競技に挑む前に、ふ〜っと大きく深く息を吐いている姿がＶＴＲに映っているのをご覧になったことがある方も多いと思います。アスリートたちの多くが、「適度な緊張感を保ちつつ、必要以上の緊張や興奮をしずめる」ための自律神経コントロール法として「リラックス呼吸法」を利用しています。

たとえ巻き肩になっていない人でも、ストレス社会に生きる現代人の多くは、日常的に呼吸が浅くなりがちです。

巻き肩改善のための体の土台づくりという目標だけでなく、体の中に十分な酸素をとり入れて心身をイキイキとさせるためにも、また、「ここ大一番」というときに〝緊張しまくり焦りまくり〟にならないためにも、ストレスでイライラしたり落ち込んだりしたときの「セルフコントロール法」としても、リラックス呼吸法はとても有効です。

「全体呼吸」のススメ～実は「胸式呼吸」と「腹式呼吸」は同時に行われている

一般に、呼吸には「胸式呼吸」と「腹式呼吸」があるとされていますが、ここでありがちなのが「腹式呼吸ではお腹に空気が入る」という誤解です。

胸式呼吸にしろ腹式呼吸にしろ、空気が入るのは、「肺」だけです。通常、呼吸ではお腹に息が入ることはありません。

一般的に、胸式呼吸と腹式呼吸の違いは次のように説明されます。

胸式呼吸

息を吸うとき……外肋間筋（呼吸筋のひとつ）が収縮して、肋骨がもち上がる→胸郭の前後左右が拡大→肺が拡大して空気が吸い込まれる

息を吐くとき……内肋間筋（呼吸筋のひとつ）が収縮して、肋骨が下がる→胸郭の前後左右が縮小→肺が収縮して空気が押し出される

腹式呼吸

息を吸うとき……横隔膜（呼吸筋のひとつ）が収縮して下に下がる→胸郭内の空間（胸腔）が広がり圧が低下→肺が拡大して空気が吸い込まれる

息を吐くとき……横隔膜が弛緩して、上にもち上げられる→胸郭内の空間が狭まり圧が上昇→肺が収縮して空気が押し出される（＊横隔膜…☞115頁図）

胸式呼吸では「胸郭が前後左右に拡大したり収縮したりする」ことで、胸が膨らんだりへこんだりするイメージです。

一方、腹式呼吸は「横隔膜が押し上げられたり押し下げられたりする」呼吸で、息

を吸うときに横隔膜が押し下げられると、その下の内臓が押されます。通常、押された内臓は骨盤あたりで吸収されるのですが、大きく息を吸うときには、お腹が膨らんできます。

しかし実を言うと、「胸式呼吸」「腹式呼吸」いずれの場合でも、それぞれ程度の差こそあれ、横隔膜は上下運動していますし、胸郭は前後左右に収縮・拡大しています。よく、「リラックスするための呼吸は腹式呼吸で」といわれますが、胸式呼吸、腹式呼吸のどちらか一方だけで呼吸するというのは、土台無理な話なのです。

また、私の施療院に訪れる方に「胸式と腹式、どちらの呼吸法が健康によいのですか?」ときかれると、私は「最もよいのは、胸式も腹式も同時に行った『全体呼吸』ですよ」と言っています。

本当のところ、何も考えなくても無意識のうちに、私たちは常に、ごくごく自然に、「全体呼吸」を行っています。

そんな〝自然な呼吸〟、胸式呼吸、腹式呼吸が同時に行われる「全体呼吸」が、ここでご紹介するリラックス呼吸法の基本となる呼吸です。

リラックス呼吸のポイント

「リラックス呼吸」の最大の目的は、「深い呼吸」をして、「酸素を十分にとりこむ」ことと、「心身のリズムを整える」。自律神経を整える」ことです。

そのためには、「腹式呼吸」のほうにより意識を傾ける、具体的には横隔膜の上下運動を意識しながら行うとよいでしょう〈☞詳しくは後述「ポイント4」を参照〉。そのほうが、呼吸がより深くなり、リラックス呼吸の目的を達成できる呼吸になるのです。

横隔膜の上下運動による腹式呼吸が実際にどのような呼吸か、そのコツをつかむには、まず、あおむけになって呼吸してみましょう。

あおむけになると、胸郭の背中側が圧迫されるので、胸郭の前後運動が抑制されるため、胸式呼吸が十分に行えなくなります。それゆえ、意識しなくても、自然と腹式呼吸メインの呼吸になるのです。このときの感覚を覚えてコツをつかみましょう。

また、「自分の肺の場所と大きさをイメージしてください」というと、多くの方は、その大きさを「過小評価」してしまいがちです。上下はバストの下あたりから鎖骨のあたりまで、左右はバストの脇部分くらいまで――というイメージではないでしょうか。

しかし実際には、息を吸うときに肺の下方にある横隔膜が下がったときには肋骨などから構成されている胸郭の上から下まで、前後（胸側～背中側）にも左右にもいっぱいに、肺は拡がっています。息を吐いて横隔膜が上がっている状態でさえ、肺は肋骨の上下3分の2くらいのエリアを占めています。

まずは、ご自分の肺の大きさと場所を正しく認識、イメージすることが大切です。それだけでも、呼吸は今より深くなるはずです。

次に、リラックス呼吸を行うにあたって留意しておきたいポイントを挙げておきます。

①息はまず「吐く」ことから始める

「こきゅう」という言葉は、漢字で「呼＝吐く、吸＝吸う」と書きます。つまり呼＝吐くのが先で、吸うのが後。

呼吸が浅くなっているというのは、いってみれば息をしっかり吐き切れていないために、たくさんの酸素を吸い込めなくなっている状態なのです。

腹式呼吸でいえば、息を吐くときには横隔膜は上に上がり、息を吸うときには横隔膜は下に下がりますが、横隔膜が上がるだけ上がって肺からすべての空気が押し出されてしまうと、次に息を吸うときには、意識しなくても体のほうが自然と横隔膜をぐんと下げて、たくさんの空気が肺に入ってくるようになっています。

呼吸を「吐く」ほうから始めるのは、効率よくたくさんの酸素を吸いこむため。「出さなければ、入れられない」ということですね。

②ゆっくり、一定のリズムを崩さずに行う

体に十分な酸素を吸い入れるために、まずは息を出せるだけ出しておきます。

その息を出す＝息を吐く時間は、ゆっくり、6秒以上とります。

6秒以上のどのくらいがよいかには、個人差があります。6秒以上のところでいろいろ試してみて、自分にとって最も「やりやすい」と感じる時間を基準にとります。

一方で、吸う時間は吐く時間より短め（つまり、吐くほうが吸うより長い時間をか

ける）、おおむね吐く時間の2分の1〜3分の1くらいが目安です。

吐くのが6秒なら、吸うのは2秒〜3秒ということになりますが、これも、吐く時間を決めたらその2分の1〜3分の1の間でいろいろ試して、自分にとってやりやすい時間を、吸う時間の基準に決めます。

自分の呼・吸それぞれの基準時間を決めたら、呼吸をしている間、その一定のリズムを崩さないようにします。

実はこの「一定のリズムを刻む」動作に、緊張や興奮をしずめ、副交感神経を優位にし、リラックスモードにスイッチする作用があるのです。

揺れる振り子をじーっと眺めているうちに気分が落ち着いてきて、ときには次第に眠くなってくることがあるのも、この作用のためです。

③吐くときは口から、吸うときは鼻から

試してみるとわかると思いますが、鼻から吐くより口から吐くほうが、より多くの息（二酸化炭素）を吐くことができます。十分に酸素を吸うためには、とにかく、息をしっかり吐いておくこと大切なので、「吐くときは口から」なのです。

一方、「吸うときは鼻から」です。リラックス呼吸に限らず、呼吸の際、口から息を吸うと、口や喉の粘膜が乾いてしまい、ドライマウスや免疫力の低下につながってしまうので、この点は普段から注意しておくとよいでしょう。

④横隔膜の上下運動を「意識」する

巻き肩の影響で胸郭が圧迫されているときには、横隔膜の可動域も狭まり、とりこめる酸素量も少なくなります。しかし、あえて「横隔膜の運動」を意識して行うことで、横隔膜の可動域を拡げる作用が働いてきます。

息を吐くときには横隔膜が上がりますが、このときは「横隔膜を上げるぞ～」と意識して上げてみてください。息を吸うときには横隔膜が下がりますが、このときは「横隔膜を下げるぞ～」と意識して下げます。

このように意識しながらリラックス呼吸を続けていくと、次第に横隔膜の可動域が拡がっていきます。それにつれて、固まってしまった背中や胸前の筋肉によって圧迫され、つぶされていた胸郭が、押し広げられていきます。

そして、胸郭が正しい形に押し広げられていくのにともなって、縮んでいた胸前の筋肉が伸ばされ、外側にずれていた肩甲骨の位置が正しい位置に戻っていき、巻き肩が改善されていきます。

また、巻き肩で前かがみ姿勢になっていると、腹筋も弱まってしまうのですが、呼吸が深くなるよう十分に横隔膜を下げたり上げたりしようとするときには、腹筋が使われます。腹式呼吸の「腹」は、お腹に空気が入るのではなく、「腹筋をより使う」意味にとらえるといいでしょう。呼吸のときに腹筋を使うようにすれば自然と**腹筋も鍛えられ、正しい姿勢をとりやすく**なります。

さらに、横隔膜の上下運動には、肝臓や胃腸などの内臓をマッサージし、血流を促す作用もあるので、体のなかの「冷え」をとり、深部体温を上げる相乗効果もあります。

「リラックス呼吸法」を体得しよう！

先にご紹介した大腰筋ウォーキングや、後述する巻き肩姿勢のリセット・エクササイズ〈☞118頁〜126頁〉を行う際にも、リラックス呼吸法を組み合わせることで、その効果が各段にあがります。

日常生活のなかで、安静にしているときはもちろん、仕事や家事、運動をしているときにもリラックス呼吸で深い呼吸を行えるようになるには「慣れ」も必要ですが、まずは、静止状態でのリラックス呼吸法を習得しましょう。

立ち姿勢のほか、座って行うこともできますが、リラックスしながら「巻き肩を改善する」という最終目標にしっかり目を据えて、立ち姿勢でも座り姿勢でも、「肩甲骨を寄せて背筋を伸ばし、肩を開いた」状態で行うのが基本です。

ただし、巻き肩が悪化して正しい姿勢をとるのがつらくなっている場合には、まずは無理をしない程度に姿勢を正すよう心がけ、体の状態がよくなってきたら、そのときにとり得るベストの姿勢をとりながら行うようにしましょう。

リラックス呼吸法

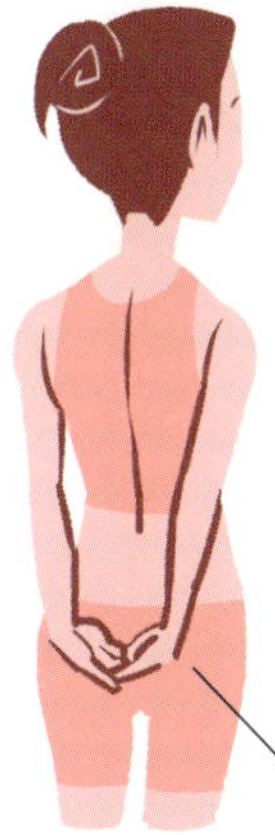

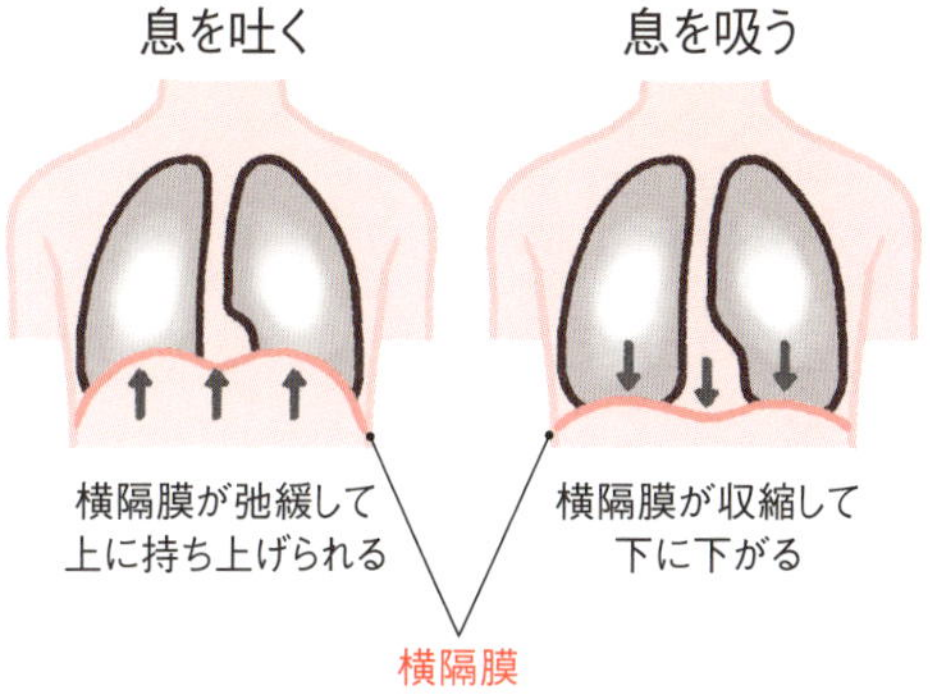

① 両手は後ろに回して軽く組む。足は人差し指から小指までが前を向くように、また、両足の間をこぶし1つ分空けて立つ。座った姿勢で行うときは、椅子の半分くらいのところに腰かけた状態で、足の向きや両足の間隔は立って行うときと同様になるよう、足を床につける。この体勢がとれるよう、椅子の高さを調整する。

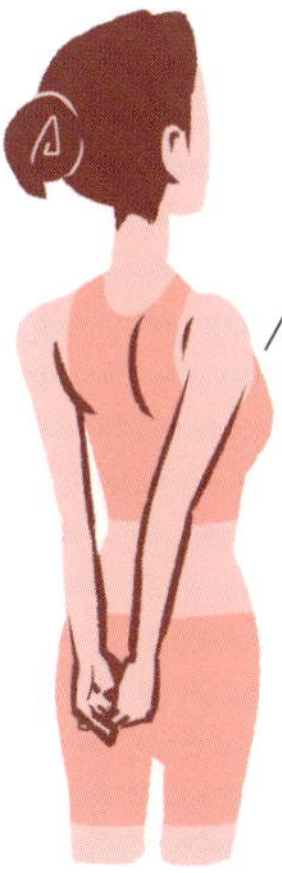

② 肋骨の上から3番目のあたり（バストの上あたり）を前に押し出すイメージで肩甲骨を寄せるようにして背骨を伸ばし、両手を下に引く。

③ ②の姿勢を保ちつつ、横隔膜が上がるのを意識しながら、6秒以上の時間をかけて、口から息を吐く。「丹田」（おへその上のあたり）に力を入れて吐き切る。

④ 横隔膜が下がるのを意識しながら、吐く時間の2分の1～3分の1くらいの時間を目安に、鼻から息を吸う

⑤ ③～④の「息を吐く→吸う」のサイクルを、ゆっくりと一定のリズムを崩さず5分程度続ける。

日常生活のなかでちょっと「意識」するだけで大変化

胸鎖関節を意識して動かす

胸鎖関節《きょうさかんせつ》は、胸骨と鎖骨を結ぶ関節です。鎖骨のいちばん内側（体の中心部分に近いところ）の部分を触ると、ぼこっと丸い突起のような部分ができているように感じると思いますが、これが胸鎖関節です。胴体と腕をつなぐ唯一の関節として、胴体―肩―腕の動きを連動させるときに大切な働きをします。

腕を動かしたり肩を動かしたりするときには、肩の関節が中心になっているように思われがちですが、実は、**胸鎖関節のほうが、肩や腕の可動域には重要**で、ある意味**「腕の第一関節」**ということもできます。

普段の生活のなかで、肩を動かしたり腕を動かしたりする動作のときに、この鎖骨の内側のはしっこの、ぼこっと突起した部分を意識して動かしてみてください。

意識することで、次のような効果があがります。

- **肩や腕の可動域が拡がるようになる**
- **鎖骨についている大胸筋が意識的に使われるようになる**

大胸筋は、巻き肩によって縮んで固まってしまう胸前の筋肉のひとつです。

完全に巻き肩になって硬くかたまってしまうと、動かそうと思ってもなかなか動かなくなってしまい、それがまたさらに筋肉を硬く緊張させるという悪循環の原因になってしまいます。

胸鎖関節

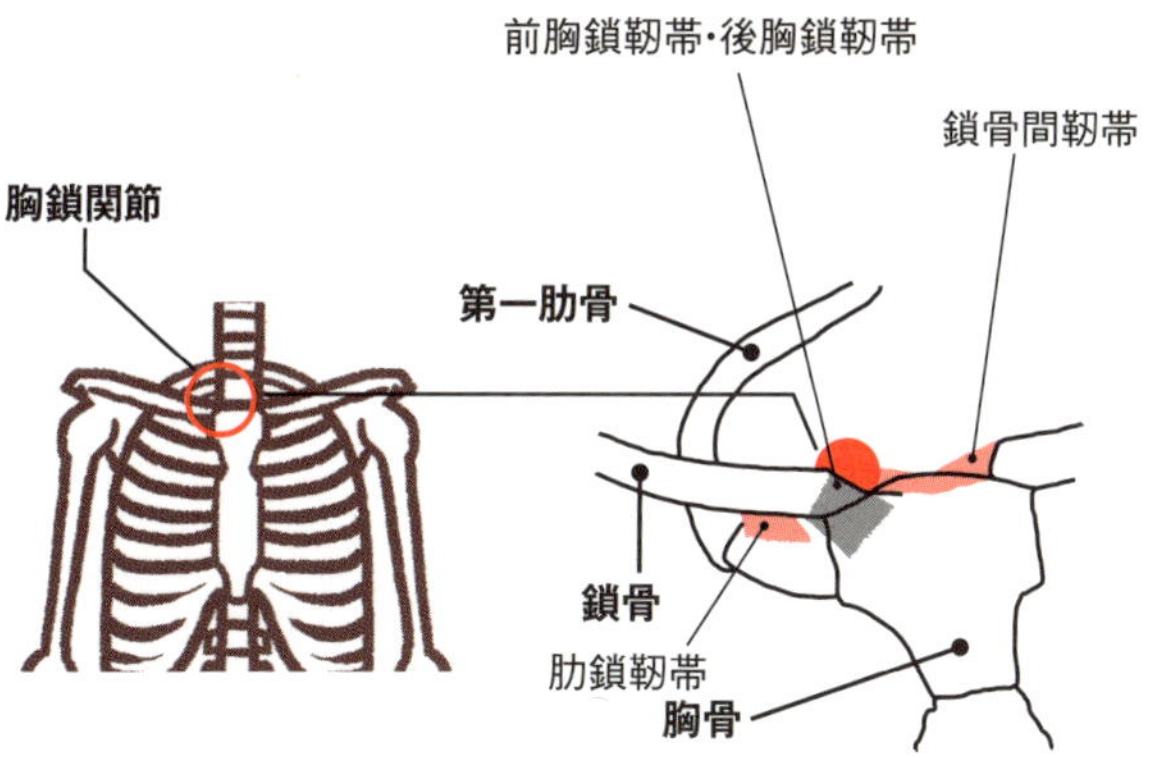

＊理解を助けるイメージ図のため、デフォルメしてあります。

このような悪循環を断ち切るため、大胸筋を意識的に使うようにする。そのために、肩や腕の運動＝胸鎖関節を動かす運動を行うときに、この胸鎖関節を意識して運動させるのです。

例えば、**肩や腕を回すときにも、肩の関節を支点に動かすのではなく、胸鎖関節を支点に動かすイメージ**で行ってみてください。このとき、肩や腕を回す運動とともに、胸前の筋肉が動いているのを、実感できると思います。

1「胸を張って、上を向こう」エクササイズ

一度に5セットくらい行ってください。

① 手を後ろで組む。

② 4秒間ほどかけて(「イチ、ニ、サン、シ」と数えながら)、両肩をぐ〜っと外側に拡げて胸を張る。
このとき、内側に巻いた肩を開いて反対側に戻し、収縮した胸前の筋肉を伸ばすことを意識する。

③ 胸を張った状態で、首を少しずつ上に向けていく。

④ 4秒間ほど、③の胸を張って首を上に向けた姿勢をキープする。

⑤ ④の姿勢をゆっくりと元に戻して、再度①〜④の運動を繰り返す(5セットくらい)。

長時間前かがみ姿勢をとるときには、こまめにリセット運動をする

パソコンやデスクワーク、家事にかかりきりなって、長時間にわたって前かがみ姿勢になるときには、意識して、こまめにリセット休憩するよう心がけましょう。

1時間デスクワークをしたら、10分の休憩。そしてその休憩時間には、前かがみ姿勢によって丸まった肩や背中、硬くなった胸前や背中の筋肉をリセットするちょっとしたエクササイズを行うことをお薦めします。

とくに、伸びたまま固まっている背中の筋肉はあまり使われなくなってしまっているために、筋力が弱っています。背中の筋肉は、ほぐしつつ適

2 背中枕でゆがみリセット

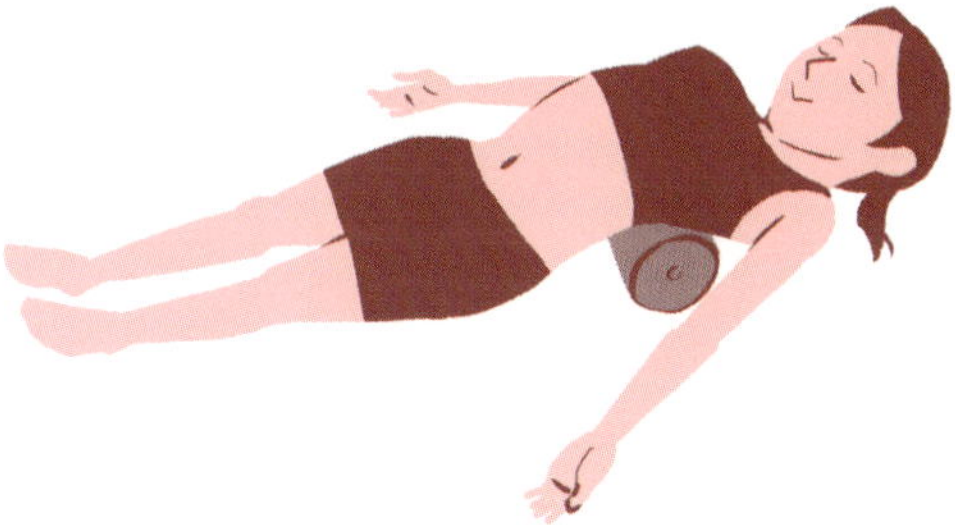

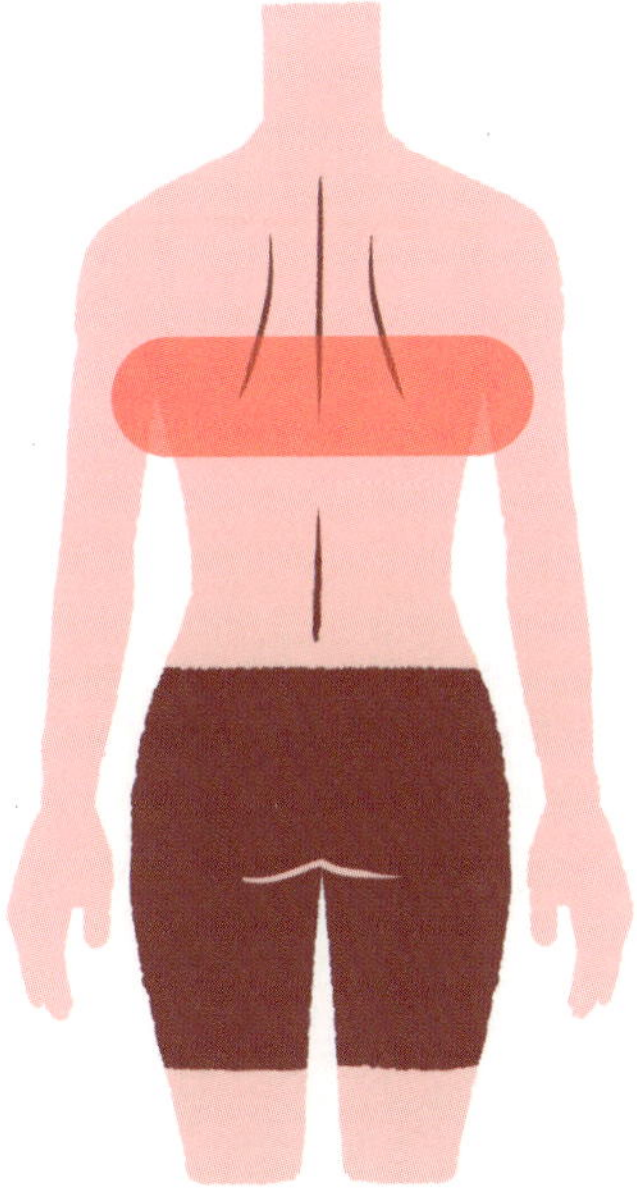

リラックスしながら
丸まった肩や背中を正します

① バスタオルを固めにくるくる巻いて、「背中枕」をつくる。
背中枕の高さは、背中に敷いたときに「気持ちよい」と感じるくらいの高さがベスト（必要に応じてタオルを2枚重ねにする）。

② あおむけに寝て、両手・両足を、力を入れずに伸ばす。背中枕は肩甲骨の下に枕の上端があたるように置く。手のひらは上に向け、腕は体と45度くらいの角度を目途にのばすとリラックスしやすい

③10分〜20分ほどゆるゆると過ごす。長時間このままの姿勢でいると、頭の位置が心臓より低いため、頭部に血がのぼり気分が悪くなることがあるので、20分以内におさめること。くれぐれもこの姿勢のまま「寝落ち」しないよう注意!

3 10時10分の姿勢で、肩を開き、肩甲骨のずれを正す

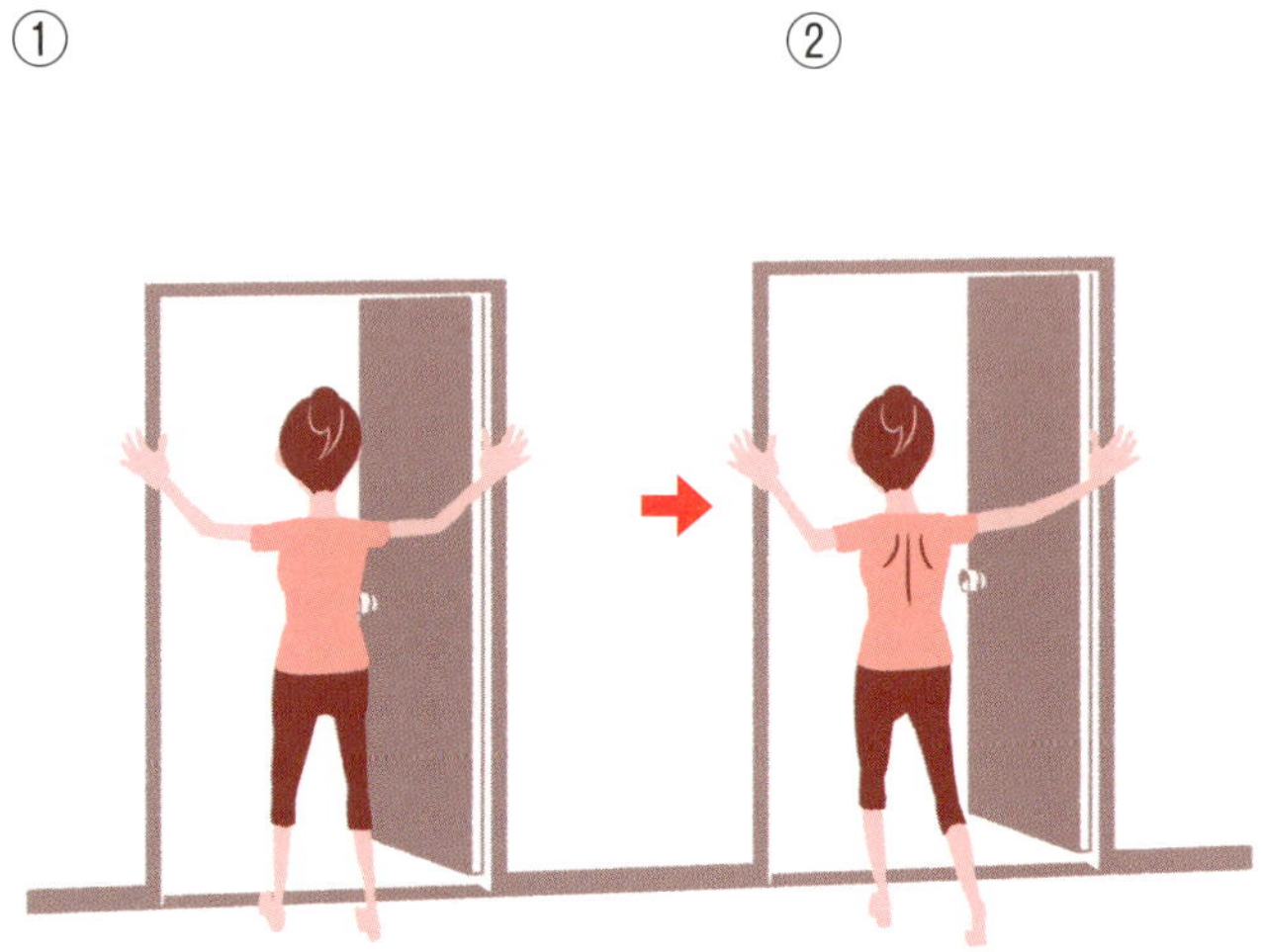

肩を開き、肩甲骨のずれを正します。
一度に5セットくらい行ってください。

① 両腕をやや上に上げて、両手で体を支えられるものにつかまる。家の中だと、部屋の扉などを利用するとよい。左右の腕の方向は、時計の針が10時10分を指す角度に保つ。

② ①の両腕はそのままの態勢で、左右どちらかの足を軸足にしながら、体だけぐ〜っと前に突き出す。このとき、胸前の筋肉が伸び、肩甲骨の間が狭まるのを意識する。

③ ②の軸足と逆の足を軸にして、同様に体を前に突き出す。

④ ②〜③を5セットくらい行う。

4 閉じて・開いて、肩甲骨エクササイズ

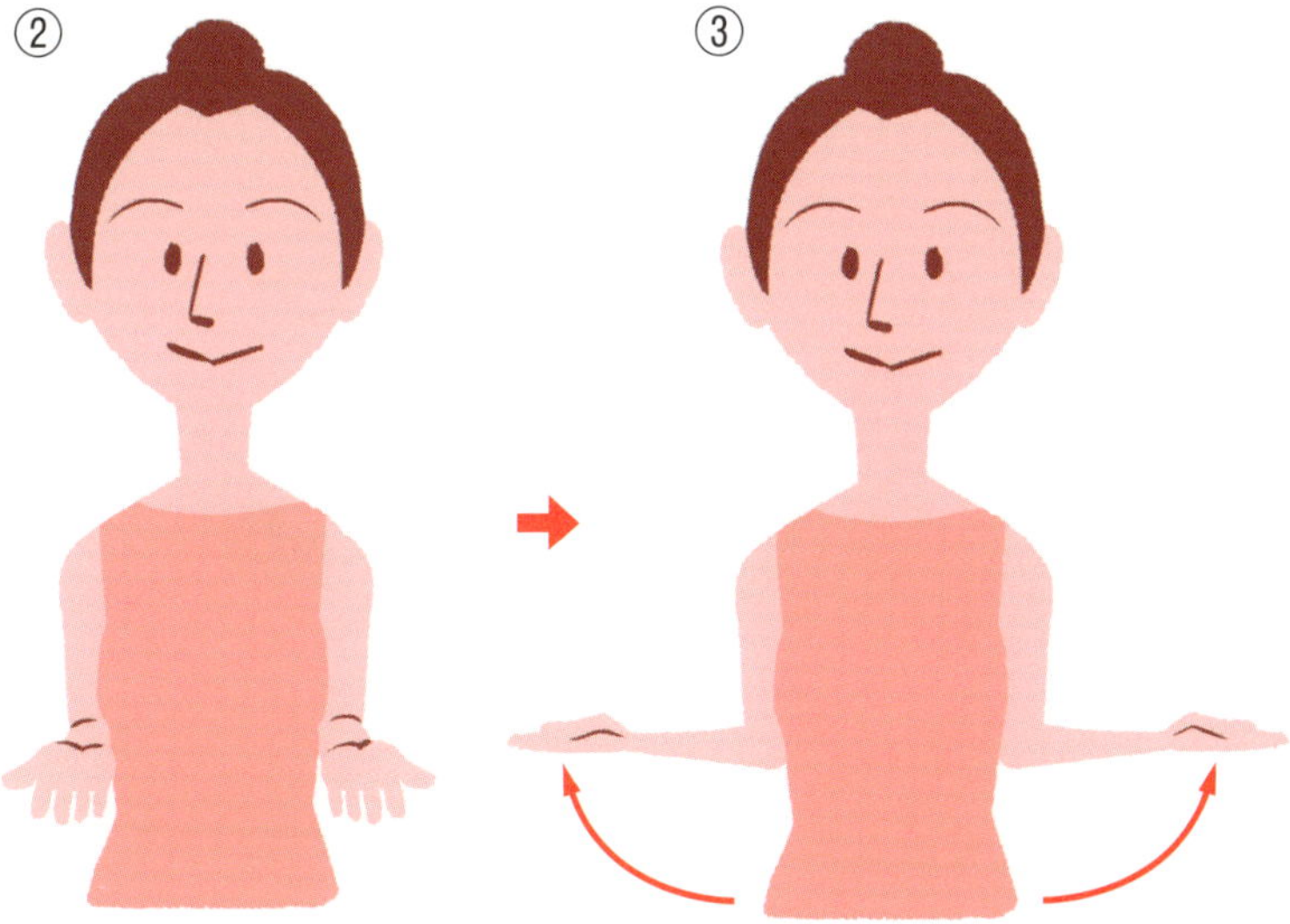

肩を開き、肩甲骨のずれを正します。
一度に5セット行ってください。

① 背筋を伸ばし、肩を開いて、両腕の力を抜いて自然に下げる
② 肩は開いたまま、脇を締め、肘を曲げる。手のひらは真上に向ける。
③ 脇を締めたまま、ゆっくりと、両腕が体の真横にくるよう開く。
④ 背中側では肩甲骨をゆっくり「閉じて、開く」。このとき、肩甲骨の動きを意識して行う。
⑤ ④の「閉じて、開く」の運動を1セットとして、5セット行う。

5 寝たままバンザイ! エクササイズ

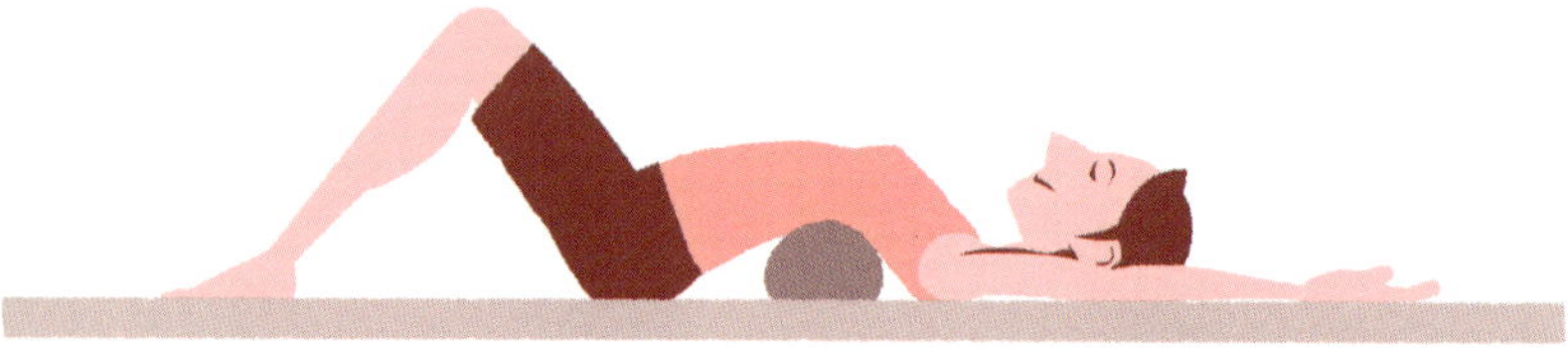

胸前の筋肉を伸ばし、丸くなった胸椎（背骨）を正します。
一度に3セット行ってください。

① 丸めたバスタオルなど（背中枕）を肩甲骨の下端あたりに敷いて、あおむけに寝る。背中枕の高さは、「気持ちのよい高さ」でOK

② 両足は軽く曲げておく。

③ あごを引いて、寝たまま腕は「バンザイ」をするように伸ばし、30秒間胸を伸ばす。このとき「収縮している胸前の筋肉を伸ばす」、「丸まった背骨が伸びていく」ことを意識する。また、あごが上がったり腰が反ったりしないように注意する。

④ ③の運動を1セットとし、1セットごとに10秒休みながら、3セット行う。

6 四つん這いエクササイズ

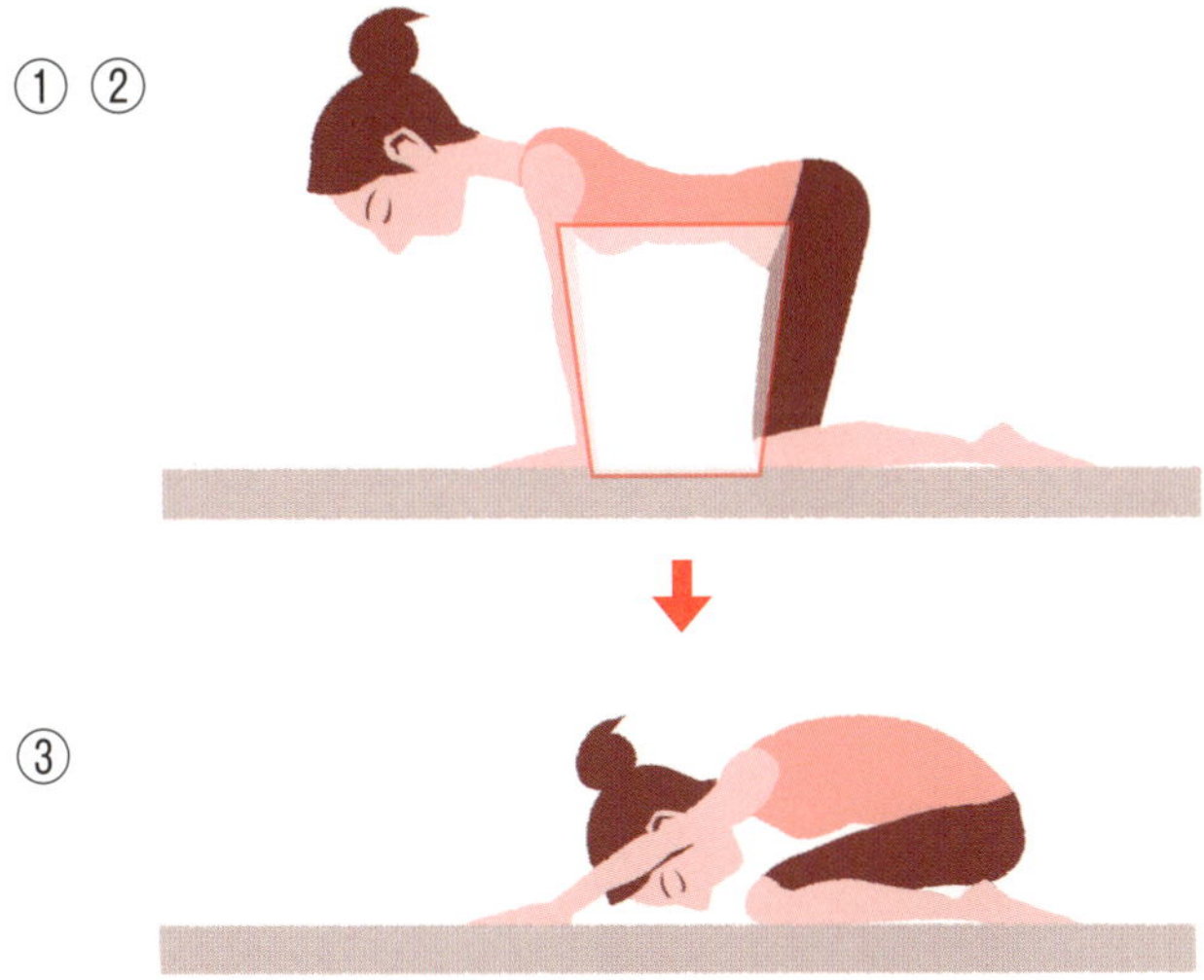

胸前の筋肉、首の後ろの筋肉を伸ばし、
丸くなった胸椎（背骨）を正します。
休みながら、3セット行ってください。

① 両手が両肩の真下にくるように、四つん這いになる。左右の手の間をこぶしひとつ分空ける。両手の間を広くとりすぎると、②の動きのときに腰だけが反ってしまいやすいので、注意する。

② 手とひざの距離をやや近づけ、横から見ると“逆台形”に見えるようにする。

③ ゆっくりと重心を後ろに移動していき、お尻を引いて30秒間伸ばす。このとき、「収縮している胸前の筋肉を伸ばす」「首の後ろの筋肉を伸ばす」「丸まった背骨が伸びていく」ことを意識し、腰が反らないように注意する。

④ ①～③を1セットとし、1セットごとに10秒休みながら、3セット行う。

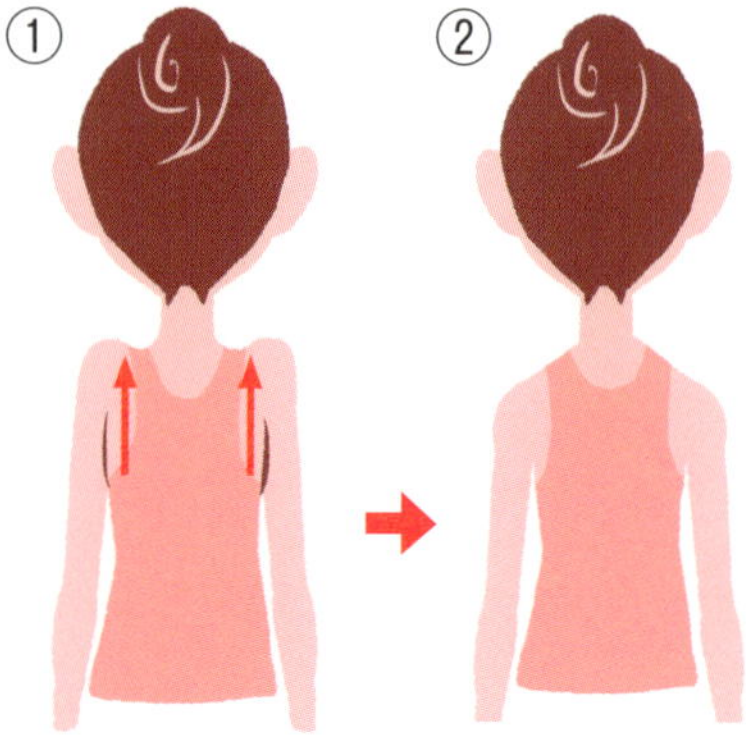

肩すぼめ(1)

肩の上方向の可動域を拡げます。一度に3セット行ってください。

① 両肩を同時にぐ〜っと力を入れて上に持ち上げる。このとき、肩甲骨を上の可動域いっぱいに持ち上げるよう意識する。

② 力を一気に抜く。

③ ①~②を3セット行う。

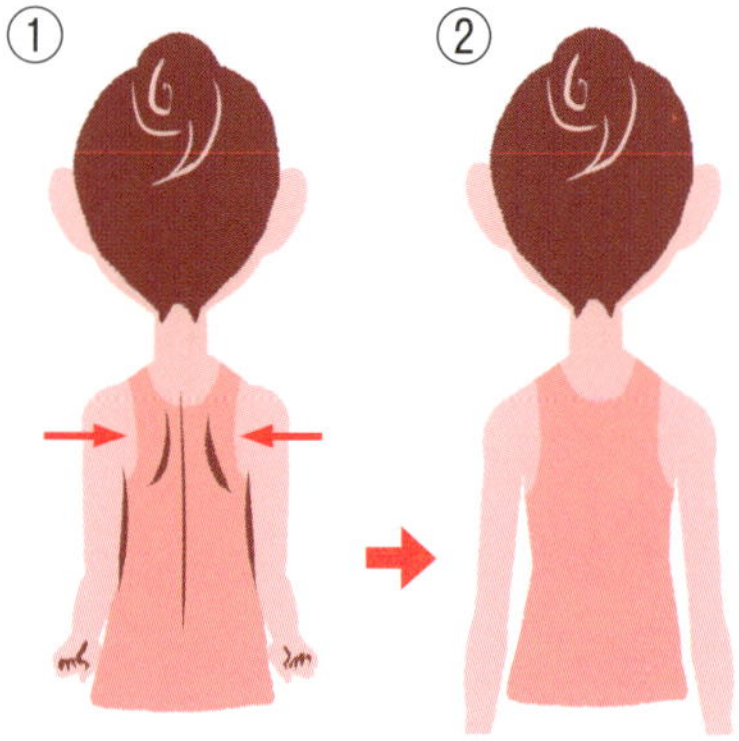

肩すぼめ(2)

肩を開き、肩甲骨のずれを正します。一度に3セット行ってください。

① 両肩に同時に力を入れて、肩甲骨をぐ〜っと内側に寄せる。このとき、肩甲骨の間を限界まで狭めるよう意識する。

② 力を一気に抜く。

③ ①~②を3セット行う。

7 「肩すぼめ」「背伸び→肩寄せ」エクササイズ

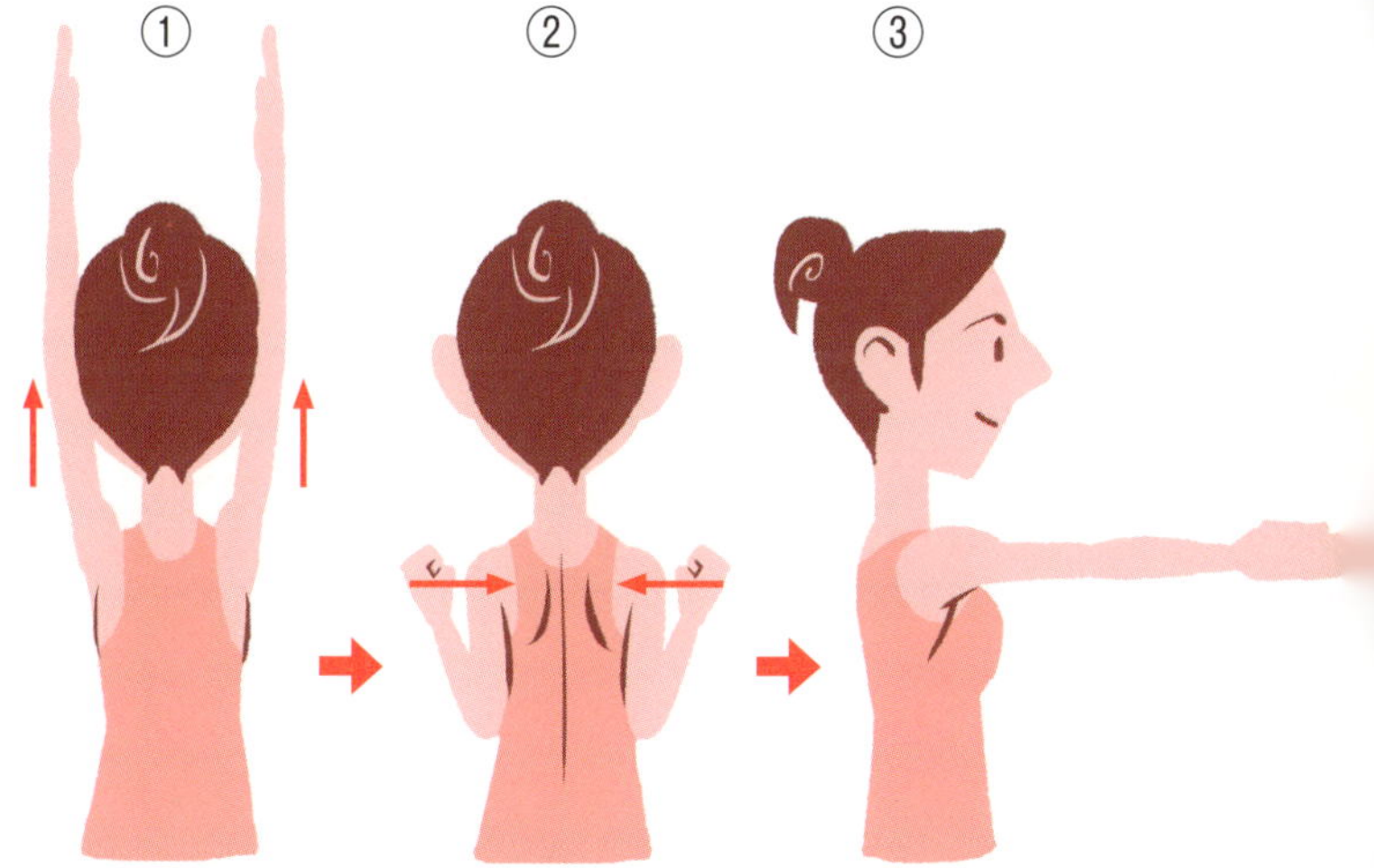

背伸び→肩寄せ→前伸ばし
あらゆる方向の可動域を拡げます。
一度に3〜5セット行ってください。

① 力を入れながら、ゆっくり手をできる限り高く上げて、3秒そのままの姿勢を保つ。このとき、腕と肩甲骨を上の可動域いっぱいに上がるよう意識する。

② ①で上げた手をゆっくりおろし、胸を拡げながら肘を背中の中央に向けて引き、3秒間キープ。このとき、肩甲骨の間を限界まで狭めるよう意識する。

③ 肩が丸まらないよう注意しながら、手のひらを遠くまで送り出すようにして、腕を可動域の限界まで前に伸ばす。

④ ①〜③を3〜5セット行う。

8 ぐるぐる肩回しエクササイズ

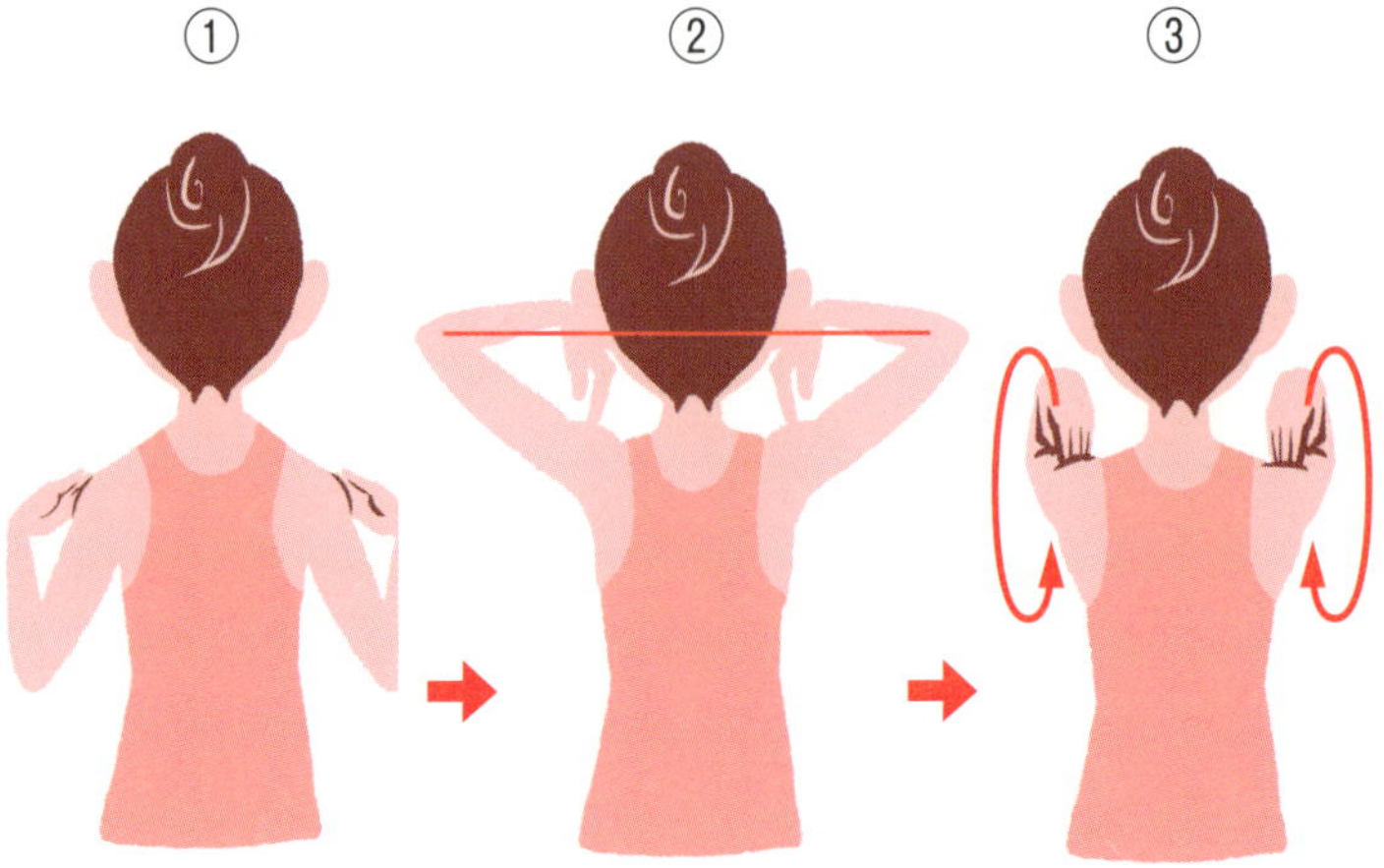

肩～背中の筋肉をほぐし、肩の可動域を拡げます。
前方向に10回、後ろ方向に10回ずつ行ってください。

① 左右の肩それぞれ手を置き、あごを引いて顔を上げた姿勢を保ち、
② 肘を耳の高さまで上げることを意識して、
③ 肩を前方向に10回、次に後ろ方向に10回まわす。

度に動かすエクササイズを行いましょう。

すきま時間を使ってどこでも手軽に簡単にできるリセット法やエクササイズを、いくつかご紹介しておきます。

ここでご紹介するエクササイズの主な目的やポイントは、

◆収縮して固まった胸前の筋肉を伸ばす
◆伸びたまま固まった背中の筋肉をほぐす
◆筋力の弱った背中の筋肉を鍛える
◆胸前や背中の筋肉の硬直のために狭まってしまった肩の可動域を拡げる

これらのことを、「意識」しながらエクササイズを行うことで、効果は各段にアップします。胸前の筋肉を動かすときには胸前の筋肉を、背中の筋肉を動かすときには背中の筋肉に意識を集中させましょう。

生活のなかの「こんなこと」の積み重ねが大切

日常生活のなかで前かがみ姿勢になりやすい動作でも、ちょっとした工夫で、前かがみ姿勢を避けたり、前かがみ加減をコントロールしたりすることができます。そんな生活の中の「ちょっとした工夫」をいくつか挙げておきます。

必ずこうしなければならないと縛りをかける必要はありませんが、「できる限り心がけること」として参考にしてください。

バッグの持ち方ひとつで、巻き肩の改善・予防ができる

女性の方は、外出時にはお財布や化粧品などを入れて持ち歩くためのバッグが欠かせません。男性の方も、財布やスマホでポケットをぱんぱんに膨らませるかわりに、通勤・通学時やオフの日にも、バッグやリュックなどを使っている方は少なくないと思います。

バッグやリュック持ったときに、肩や腕の状態がどうなっているかがポイントです。130頁〜131頁のイラストを参考に、巻き肩改善を導くバッグの持ち方を心がけ

てみましょう。

長時間の腕・足組みや頬づえは避ける

カフェでくつろいだりリビングのソファーでテレビを観たりするときなどにも、ついつい腕を組んだり足を組んだりしていませんか？　腕や足を組んだ姿勢では、おの

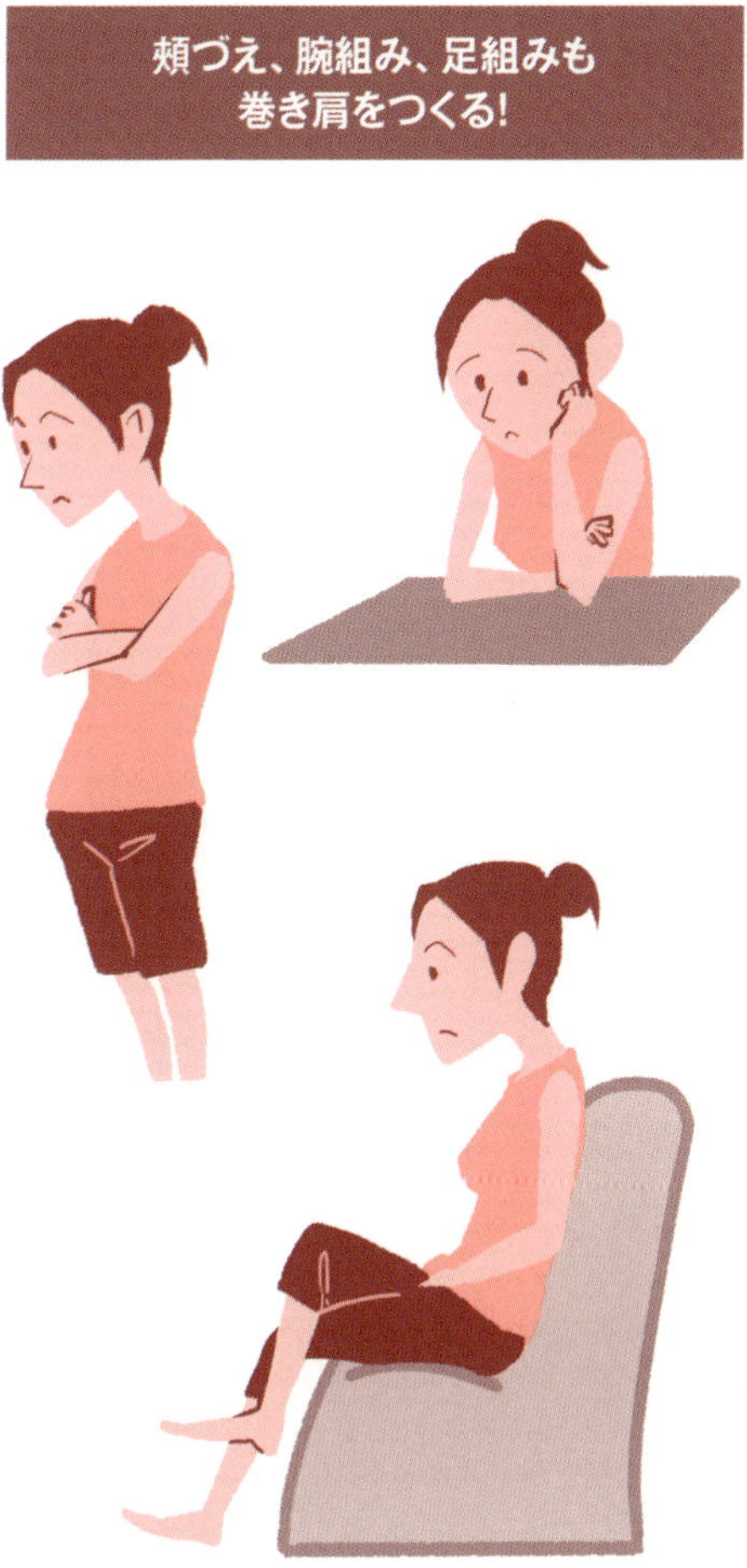

頬づえ、腕組み、足組みも
巻き肩をつくる!

ショルダーバッグ

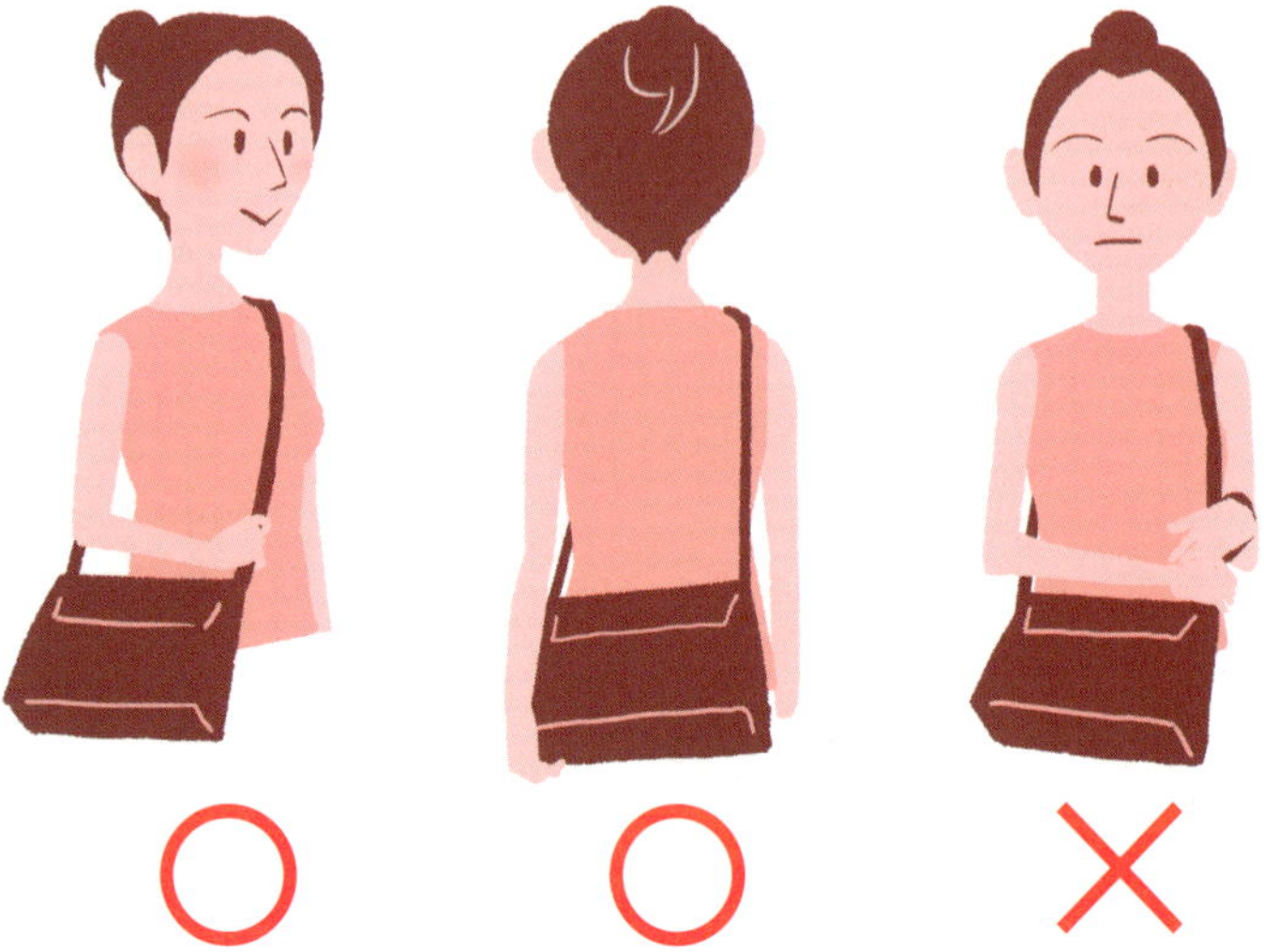

横斜めがけ　後ろ斜めがけ　前斜めがけ

○ バッグ本体は、骨盤より少し上でキープできるくらいにショルダーひもの長さを調節する（長すぎると歩きにくくなる）

○ 歩くときにバッグが動かないよう支えるときは、ひじを真後ろ方向に引いた状態で、自然な位置でバッグの本体ないしショルダーひもに手をかける

× バッグ本体を前にもってくる「前斜めがけ」だと歩きにくく、歩きにくさを緩和させるためにバッグ本体に手をかけると、自然と肩が前に巻く形になってしまうため、避ける

バッグの持ち方を工夫する

トートバッグ

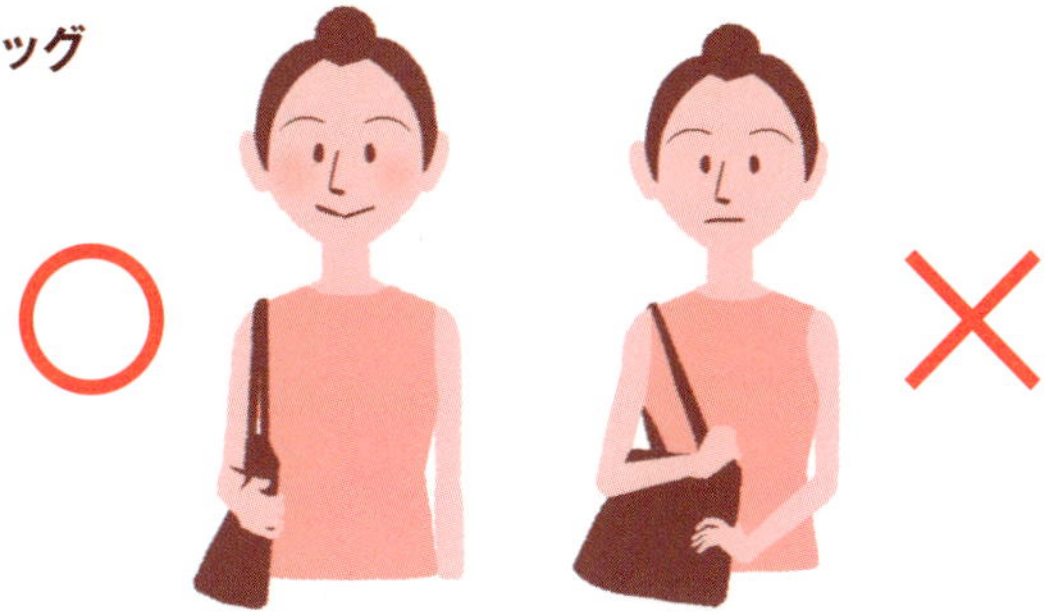

○ 肩甲骨にかけるようなイメージで肩にかける
○ ひじを真後ろ方向に引く。ひじ~手の角度は 180 度前後になるようにして、バッグが動かないように支える（前に巻いていた肩が開く形になる）
○ 脇をしめて、バッグ本体を体にフィットさせる。バッグ本体が体の真横からやや背中寄りに固定されるようにする
× バッグ本体を体の前に持ってこないよう注意

リュックサック

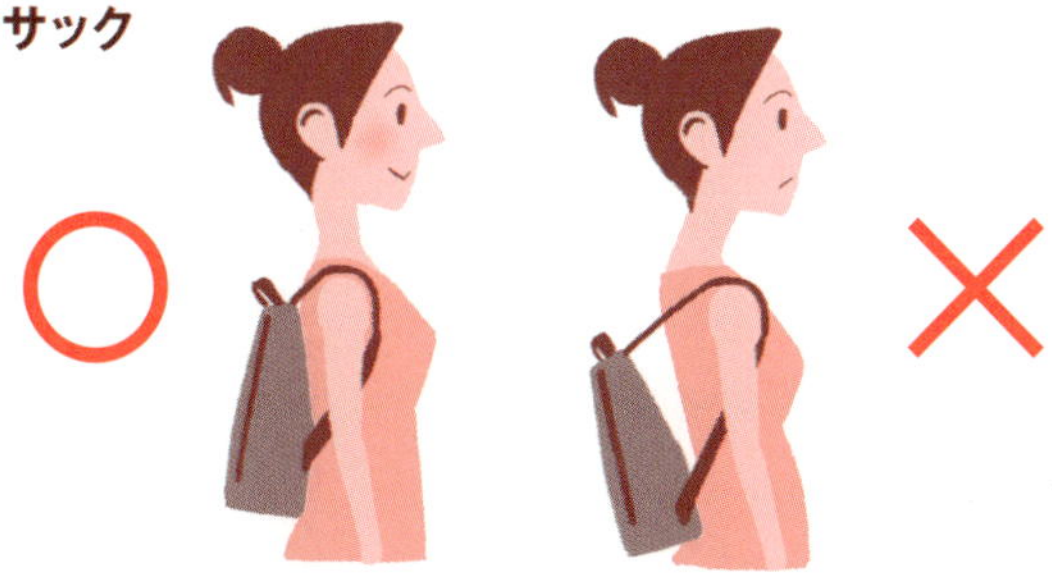

○ 背中とリュックの間に隙間ができないように、フィットさせる
○ リュックの下部が腰（骨盤の上あたり）にフィットするくらいがちょうどよい
× リュックのひもが長すぎると骨盤が後ろに引っ張られ、バランスをとるために肩が前に傾き、あごが突き出た“巻き肩姿勢”になるので、注意

ずと肩は内側に向いています。また、頬づえをついているときも肩が巻いています〈129頁図〉。

短時間であれば問題はないのですが、長時間にわたって絶えずこのような姿勢をとり続けると、巻き肩になりやすく・悪化させやすくなるので、気をつけましょう。

食事は小皿や小鉢に盛る。食器洗浄機は〝健康への投資〟に!?

食器をテーブルの上に置いたまま食べると、体はどうしても前かがみになり、肩も内向きになります。一方、お皿や小鉢を手に持って体に近づけて食べると、脇がしまり、前かがみ姿勢や肩の内向き加減も、コントロールできます。

料理をワンディッシュプレートなどにドンと盛るのではなく、持ちやすい小皿や小鉢に盛り分けて食卓に並べるのは、食後の洗い物が増えるというデメリットはありますが、これを機に食器洗浄機を導入するのも、健康のための投資といえます。食器洗浄機を使えば、前かがみ姿勢で台所仕事をする時間も減らせるので、一石二鳥というものです。

寝床では〝よい姿勢〟を体が覚える絶好のチャンス

あおむけになって寝る人、右あるいは左向きに横になって寝る人、うつぶせで寝る人……人それぞれ、寝るときのクセがありますが、寝床に入ったときの姿勢にも気を配れば、巻き肩改善をよりスピードアップさせることができます。

もっとも、人は眠っている間、15分〜30分おきくらいに寝返りをうつので、姿勢は一晩のうちに何度も変わりますし、どんな姿勢で寝ても、朝起きたときにはあられもない恰好になっていた……ということも、ごくごく普通に「あるある」です。

また、人それぞれ「眠りにつきやすい寝姿勢」などもあるので、「なにがなんでも正しい姿勢で眠らなければならない」というものではありません。

しかし、巻き肩が悪化すると正しい姿勢で体を起こしているのが苦痛になってしまいますが、寝ているときには足や腰で上半身を支えている必要がないぶん、よい姿勢をとりやすいのです。寝床に入ったときは「よい姿勢」を体が覚える絶好のチャンスになります。

床に入ってはじめの15分でも30分でもよい姿勢で眠りにつく習慣は、起きているときの姿勢を正していくためにも大切です。

ちなみに、巻き肩を改善するには、横向きに寝ないほうがよいといわれます。横向きに寝ているときはどうしても肩が内側に巻き、背中が丸まった状態になりがちだからです。

最も巻き肩になりやすい・悪化させやすいリスクをともなうのが、うつぶせ寝です。うつぶせ寝をすると、呼吸をするために、顔は自然と右か左かどちらかのほうに向くことになるのですが、このような姿勢になると、首の骨（頸椎）がゆがみ、首周りの筋肉が緊張して硬くなってしまいます。首周りの筋肉の緊張・硬直は、背中や胸の筋肉など、巻き肩に関係する筋肉に多大な影響を及ぼします。

寝ているときによい姿勢をとるには、あおむけに寝るのがベストです。とはいっても、あおむけにさえなっていればそれでOKというわけではありません。あおむけに寝ていても、姿勢が悪くなっていることは多々あります。その原因となるのが「体に合わない布団やベッド、枕」です。この点については、PART3で詳しくお話しします。

冷え性との決別が大切

私たちが「冷え」を感じているときには、体の中では筋肉が硬く緊張している状態になっています。また、寒さや冷えを感じるとついつい身を縮こませてしまいますが、このとき、例外なく背中が丸くなり、肩も巻いています。

しょっちゅうそのような状態になっていれば、巻き肩は悪化するだけで、改善はあり得ません。巻き肩改善には、冷え性との決別が必至なのです。

冷え（性）の原因には、

◆血流が悪く、エネルギー代謝が低下して、熱エネルギーが不足している
◆深部体温の低下や、ストレスなどで自律神経が交感神経優位になり続けることによって、末端の毛細血管が収縮し、皮膚表面の血流が滞り、冷える
◆自律神経による体温コントロール機能が低下し、環境に応じた体温調節がうまくいかなくなる

などが挙げられます。

最近は、手足が冷える末端冷え性のほか、冬はパンパンに厚着しないと寒さをしのげず、真夏でも薄着では過ごせないという全身冷え性の人も増えています。とくに先に挙げた冷え性の原因のうち、3番目に挙げた自律神経に由来する要因があると、全身冷え性を引き起こしやすくなります。

末端冷え性でも全身冷え性でも、手袋や厚手の靴下、カイロなどで手足を温めたり、何枚も重ね着したりするのも、冷えという不快感から救われるためには必要な対策なのですが、根本的な解決にはなりません。

何より血流をよくして、体のすみずみに至る細胞に十分な酸素や栄養素を送り届け、エネルギー代謝を高め、体の芯から温めるようにして、冷えそのものを解消することが肝腎です。

そのために非常に有効なのが、ウォーキングなどの有酸素運動です。先にご紹介した大腰筋ウォーキングはぜひ実践してください。

加えて、日常生活の中で最も身近な食事を通して体を改善していくよう、心がけましょう。「体を温めて巻き肩を改善に導く食生活」についてはPART3でお話しさせて頂きます。

体の清潔を保ち、1日の心身の疲れを癒す「入浴」も、血流改善、体の冷えとりには欠かせない習慣です。シャワーだけで済ませるのではなく、寒い時期はもちろんですが、夏でも「湯船にゆっくりじっくり浸る」ようにします。「体を芯から温める入浴法」についても、PART3で詳説します。

血流だけなく、冷え性には自律神経も大きく関わっています。

リラックス呼吸法は、交感神経優位になりがちな自律神経バランスを整えるために最も効果的な手段のひとつです。

また、とくに全身冷え性の人にありがちな体温調節機能の低下は、「夏場の冷やしすぎ・冬場の温めすぎ」が引き金となることも多いので、気をつけなければなりません。

私たちの体内では、1年のサイクルのなかで、例えば夏場には「体温が上がりすぎないように体を冷まし、暑さから体を守る」、冬場には「体温が下がりすぎないように体を温め、寒さから体を守る」ためのコントロールが働いています。

これらのコントロールをつかさどる司令塔（コントロールタワー）となっているの

が、自律神経です。

しかし、夏場に鳥肌が立つほど室温を下げたり、冬場に汗をかくほど室温を上げたりして外気温との格差が大きくなると、司令塔が混乱して、適切なコントロールができなくなってしまうのです。

夏でも冬でも、意識して室温を適正温度に保ち（夏は25℃～28℃くらい、冬は18℃～20℃くらい）、コントロールタワーを狂わせないようにしましょう。


さらに、自律神経を整えるためにとくに大切なのが「質のよい睡眠」です。

睡眠は「究極のリラックス」。眠っているとき、人は最高のリラックスモードに入ることができます。

ところが現代人、とくに日本人は睡眠がおろそかになりがちで、不眠症などに悩んでいる人も多く、至高のリラックスタイムを十分に満喫できないために、自律神経バランスが崩れやすくなっています。

安らかな睡眠を妨げているものは何か、また「質のよい睡眠」とはどのような睡眠か、どうすれば質のよい睡眠がとれるかについて詳しくは、ＰＡＲＴ３でお話しします。

PART 3

寝ながら、食べながら、「巻き肩」が治る!

巻き肩改善を導く睡眠・食事の習慣

ＰＡＲＴ２でお伝えしたように、巻き肩改善のかなめは「筋肉の緊張・硬直」をゆるめることにありますが、筋肉だけにアプローチしても、その効果は表れません。まずやっておかなければならないのは、血流をよくし、体の冷えをとり（深部体温を上げ）、自律神経を整え、体や心の土台をつくっておく――そのためにとくに大切なのが、「睡眠」と「食事」です。

睡眠は、乱れがちな自律神経バランスを整え、体と心の緊張をとく〝究極のリラックス〟法です。また、西洋には「私たちの体は食べたものでできている」という金言がありますが、血流や体の冷えも、「何を食べるか」によって大きく左右されます。

さらに、巻き肩によって崩れていたボディライン、老け顔、体のゆがみや痛み、心身の不調のなかには、体や心の土台づくりのために行う睡眠や食事の習慣、工夫がダイレクトに作用し、知らず知らずのうちにうれしい変化が表れることも期待されます。

ＰＡＲＴ３では、巻き肩や、巻き肩にともなって皆さんそれぞれに抱えている問題を改善に導く「睡眠」や「食生活」のポイントと、実践法をご紹介していきます。

睡眠で巻き肩は治る！

睡眠中に、筋肉がほぐしゆるめられ、傷ついた筋肉が修復される

巻き肩改善には、日々の生活のなかで「筋肉の緊張をゆるめる」意識が大切ですが、それは「寝ている」ときも同じです。とはいっても、寝るときに「寝ている間も筋肉の緊張をゆるめなくっちゃ」なんて意識して考えていたら眠れなくなります。

何も考えなくても、十分に〝質のよい睡眠〟がとれてさえいれば、睡眠中に自然と筋肉の緊張もほぐれ、さらに、刺激を受けて傷ついた筋肉の細胞も修復されていきます。

睡眠には日中の活動で疲れた体と脳を休息させる目的がありますが、体も脳もずっと完全お休みモードで、全く働かない状態になっているわけではありません。体と脳の休息のほかに、睡眠中には次のようなことも行われています。

◆脳の中で、日中の活動で得られた情報や記憶の整理

◆体内で、成長ホルモンなどのホルモン分泌や、細胞の修復・再生、新陳代謝

一晩の睡眠の間には、体の休息タイム、脳の休息タイムもあれば、脳内コンピュータでデータ整理が粛々と行われるタイミング、体のあちこちで、ダメージを受けた細胞の修繕工事や新しい細胞の生産作業が着々と行われるタイミングがあるのです。

この細胞にはもちろん、筋肉の細胞も含まれます。睡眠中、体の休息タイムには筋肉の緊張がゆるゆるとほぐされ、体内の細胞の修復・再生タイムには、無理がかかって傷ついてしまっている筋肉の細胞も修繕されていきます。

このような筋肉のゆるゆるタイムと、筋肉の細胞の修復・再生タイムが、眠りに就いたときから朝目覚めるまでの間に、交互に何度か繰り返されていきます（「レム睡眠」と「ノンレム睡眠」☞１４９頁図表参照）。

それぞれのタイミングで、筋肉の緊張が十分にゆるみ、筋肉の細胞の修復・再生がスムーズに行われるためには、体のどこにも負担がかかっていない姿勢、どこかが圧迫されて血流が悪くならないような態勢で眠ることが大切です。

そこで、体に合ったストレスレスな寝具や枕選びが重要になるのです。

また、筋肉の細胞の修復・再生は、眠りが深いときに行われます。す～っと眠りにつき、深い眠りに入れる環境づくりや習慣づけがポイントになります。

日本人の3人にひとりが「不眠症」に悩まされている

かつて、ヒトは朝日とともに目覚め、活動をし（交感神経にスイッチオン）、日が暮れると活動をやめて心身を癒し（副交感神経にスイッチオン）、やがて眠りにつき心身を休めるという生活のなかで、自然と自律神経がバランスよく整えられていました。

ところが、ライフスタイルが多様化して生活が不規則になりがちなうえに、ストレスいっぱいの社会に生きる現代人は、交感神経にスイッチが入りっぱなしになり、自律神経が乱れやすくなっています。

だからこそなおさら「究極のリラックス」である睡眠が必要なのです。

ただ、眠りに入るには、「交感神経スイッチオフ、副交感神経スイッチオン」になっていることが必須。自律神経を整えるために睡眠をとりたい、けれど自律神経が乱れ、スムーズに副交感神経にスイッチできないために眠れない、熟睡できない――という二律背反にさいなまれている日本人は非常に多いのです。

「夜、なかなか寝付けない」「夜中に目覚めて眠れなくなってしまう」「朝、すっきり目覚められない」「十分に寝たつもりなのに熟睡感がない」……などなど、こんな「眠り」に関する悩みを抱えている日本人は、最近では全体の約3割、3人にひとりに及んでいるといいます。こうした睡眠の問題を俗には「不眠症」といっていますが、専門的には「睡眠障害」と呼びます。

このような睡眠障害があると、集中力・注意力・やる気の低下、だるい・疲れやすい・疲れがとれない、イライラや焦り、頭痛や胃腸の違和感、肌のトラブル、太りやすくやせにくくなる……などなど心身に様々な不調をもたらしたり、免疫力が低下していろいろな病気を引き起こしやすくなったり、また、放置しておくと「うつ」を誘引することもあります。

忙しさにかまけてついついおろそかになりがちな睡眠ですが、忙しい毎日を元気に健康に乗り切るには「しっかり睡眠をとる」、これが〝先決事項〟なのです。

交感神経にスイッチが入りっぱなしになりがちな生活のなかでも、すっと眠りに入り、ぐっすりと熟睡できる理想の睡眠をとるためには、

◆就寝時に〝眠りのホルモン〟が体内で十分に分泌される生活習慣を心がける
◆スムーズに副交感神経へのスイッチ切り替えができる習慣や環境をつくる

ことが大切です。

適切な睡眠時間はどのくらい？

忙しい生活では、どうしても睡眠時間が犠牲になりがち。ただ、睡眠が健康に及ぼす影響を考えると、やはり「どのくらい寝ればよいのか」気になるところでしょう。

また最近はよく、「睡眠は量より質。質のよい睡眠をとりましょう」「睡眠時間は人によって異なる」といわれますが、この「質のよい睡眠」とはどんな睡眠なのでしょうか。

○「質のよい睡眠」とは

睡眠中には、体の休息と同時に脳内で情報や記憶の整理が行われる「レム睡眠」、体の細胞の修復・再生、新生工事が行われると同時に脳が休息する「ノンレム睡眠」が周期的に繰り返されています〈☞149頁図〉。

俗に、レム睡眠は浅い眠り、ノンレム睡眠は深い眠りといわれますが、寝入りばなは浅い眠りからスト〜ンと眠りが深くなりノンレム睡眠状態に入っていきます。そうして眠りの深さがマックスになったところから再び徐々に浅くなり始め、レム睡眠になったところで、再び深いノンレム睡眠へと落ちていく……。

このように一晩のうちに、深い眠りのノンレム睡眠と浅い眠りのレム睡眠とが繰り返された後、やがて目覚めを迎えるのです。

「質のよい睡眠」とは、このレム睡眠とノンレム睡眠がそれぞれ適切な眠りの深さ、適切な時間でバランスよく繰り返され、その間に心身の休息や修復、脳内整理や脳の休息などが十分に行われたうえで、自然な目覚めを迎えられる睡眠をいいます。

とくにノンレム睡眠時の眠りの深さは、心身の健康に大きく作用します。

ノンレム睡眠時に眠りが適切な深さまで達すると、完全に副交感神経にスイッチ・オンされるので、心のリラックス度がマックスになります。このとき、体内の細胞の修復・再生（新陳代謝）が活発に行われるため、体の健康が保たれ、お肌も美しく蘇ります。

また、免疫細胞の働きが活発になり、病気の治りも早くなります。脳の休息も十分にとれるため、活力や集中力がアップし、心の状態も前向き・上向きになります。

○最適な睡眠時間の目安

レム睡眠とノンレム睡眠のセットを1周期とした周期時間は、人それぞれ異なり、また年齢によっても変化します。さらに、同じ人でもその日の日中の活動量や体調などによって若干変化しますが、成人の場合は平均90分前後で、個人差ではおおむね60分～120分くらいの幅があります。

「適切な睡眠時間は人によって違う」というのも、このレム睡眠＋ノンレム睡眠のサイクルが人それぞれ異なるからです。また、**「睡眠は量より質」といっても、あまりに短すぎる睡眠時間では、質も低下**します。

一般的には、質のよい睡眠をとるには、成人の場合は一晩の眠りでこのサイクルが4～5回繰り返されるのが理想といわれています。ですから、レム睡眠・ノンレム睡眠のサイクルが90分周期の人なら、6時間～7時間半くらいが適切な睡眠時間といえるでしょう。120分周期なら8時間～10時間はとりたいところですし、60分周期なら4時間～5時間くらいでも睡眠時間が足りていることになります。

一方、一晩の眠りでレム睡眠とノンレム睡眠のセットが3回以下だと、「睡眠不足」状態になり、この状態が長く続くと、心身への影響が大きく出てくるといわれています。

睡眠不足が続いたら、睡眠不足を補うため、休日などに長めに睡眠時間をとることをお薦めします。日々たまっていく睡眠不足は「睡眠負債」。睡眠は、あらかじめ貯蓄（寝だめ）することはできませんが、負債つまり借金が積み重なってきたら、破産する前に長めの睡眠時間をとって返済しましょう。

一度に返そうとしてあまりに長時間睡眠になると、その晩眠れなくなるなどの支障が出てくる方は、何日かに分けて、それぞれの日に、通常の睡眠時間プラス1時間程度の睡眠をとるなど、無理のない返済をするのがベターです。

＊自分にとって適切な睡眠時間とは

～自分の「睡眠の周期」を知るには……

自分にとって最適な睡眠時間は、基本的には、「このくらいの時間眠ったときが、いちばん目覚めがよく、日中も活動的に過ごせ、疲れにくく体調もよく、夜の寝付きもよい」と感じられる時間といえるでしょう。

もう少し詳しく知りたい場合には、①目覚ましをかけずに眠ったときに、きわめて自然に眼が覚めたときの睡眠時間——も、ひとつの目安になります。

レム睡眠とノンレム睡眠の平均的な周期

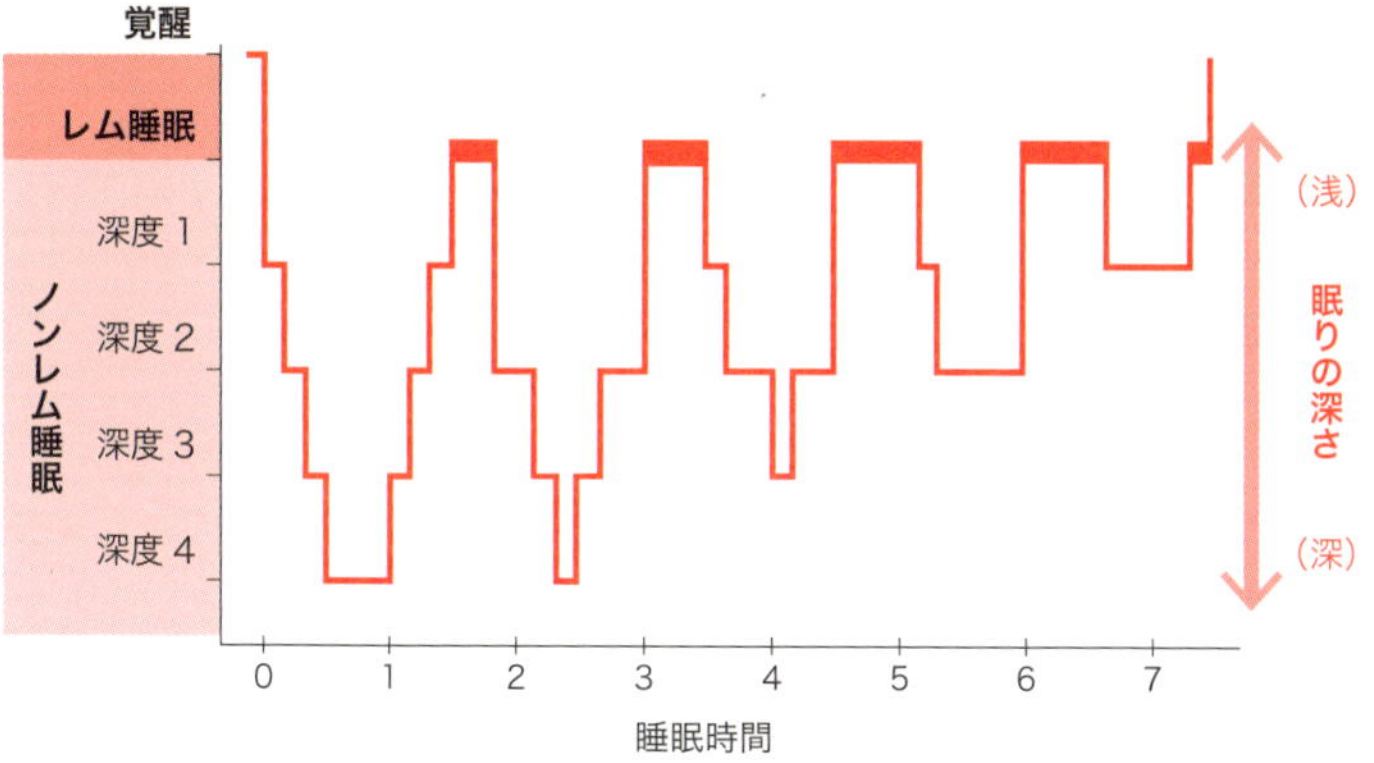

【レム睡眠とノンレム睡眠の特徴】

	レム睡眠（身体の睡眠）	ノンレム睡眠（大脳の睡眠）
眠りの深さ	浅い	深い。4段階の深度がある
脳では……	日中の記憶や情報の整理作業が行われる	休息モードに入る。眠りの深度が深くなればなるほど休息度も高くなる。
体では……	筋肉が緩み、完全に休息モード	ある程度の筋肉の緊張が保たれ、若干の筋肉活動もある
自律神経	不規則に変化。脈拍、呼吸、血圧などが乱れやすい	副交感神経優位で完全にリラックスした状態。脈拍、呼吸、血圧は安定
その他	・眼球がくるくると動く「休息眼球運動＝Rapid Eye Movement」が起こる（略して「REM」。“レム睡眠”の名前の由来） ・夢を見る ・外からの刺激によって目覚めやすい ・レム睡眠期に目覚めるとすっきりした目覚めになる ・平均的には睡眠全体の20%を占めるが、新生児では50%を占め、成長とともに減少。また、日中の学習量（記憶事項、情報）が増えると、その夜のレム睡眠の割合が増える傾向がある	・成長ホルモンが分泌され、身体の成長や細胞の修復、新陳代謝が行われる ・免疫系の働きも活発になり、免疫力が強化される ・夢は見ない ・深度3〜4くらいのノンレム睡眠では、目覚まし時計など多少の刺激では目覚められない ・ノンレム睡眠期に目覚めると、目覚めがすっきりしない→目覚まし時計はレム睡眠に入る時間を計算してセットするとよい

さらに、②自分の〝睡眠周期〟がわかれば、「睡眠周期（時間）×4〜5サイクル」が適切な睡眠時間、と判断できます。自分の睡眠周期は、「レム睡眠時には、かすかな刺激でも目覚めやすい」ことを利用した実験で知ることができます。

就寝時に、音の小さい目覚まし時計やタイマーを、日によって、60分後、75分後、90分後、105分後、120分後……と15分ずつずらしながらセットして、どの日が最もすんなり目覚めやすかったかをテストします。就寝から90分後が目覚めやすかったなら、睡眠周期は90分くらいという目安がつきます。その場合、別々の日に目覚まし時計をそれぞれ90分×4＝6時間後、90分×5＝7時間30分後にセットし、どちらが目覚めやすく日中も快適に過ごせたかで、最適睡眠時間を割り出すことができます。

その日の体調や活動状況、睡眠不足が続いているかどうか、寝る部屋の環境などによっても睡眠時間や睡眠周期は微妙に変化するので、①②の実験はいずれも、睡眠負債を返済したうえで、疲労がとれ体調のよいときに、また、光や音などの刺激の影響を受けない、毎日同じ環境の部屋で行うのがベスト。できれば数回テストしてみるとよいでしょう。

体のどこにも負担がかからない布団（ベッド）や枕を選ぶ

姿勢というのは「くせ」になりやすく、そのくせは、寝ているときにも無意識のうちに表れてきます。巻き肩の人は、寝ているときにも肩・背中が丸まった状態になりがちです。

「寝ながら巻き肩」は、起きているとき同様に、背中の筋肉が緊張し、また背中が丸まっていることでお腹が圧迫され内臓の位置がずれるなど、体にも大きな負担がかかっています。その結果、睡眠障害を起こしやすくなり、質のよい睡眠がとれにくくなるのです。

ただ、猫のように丸まって寝たほうが、安心感があって寝付きがよくなる――という方もいらっしゃるかもしれません。寝付きがよく熟睡もできるのであれば、睡眠中の寝返りも適度に打たれ、体に負担がかかるような姿勢も自然と解消されるため、それはそれで問題ないでしょう。

ただしそれは、知らず知らずのうちに体のどこかに負担がかかるような姿勢になりやすい寝具を使っていなければ――という前提のもとでの話です。

体に負担がかかっていれば、体だけでなく心にもストレスがかかり、心身ともに緊張状態にあります。「寝ている間に緊張をゆるめる」とはまさに逆行し、筋肉の緊張もとけず、心の緊張によって深いノンレム睡眠に入りにくくなるため、熟睡ができず、細胞の修復・再生も十分に行われなくなります。

質のよい睡眠をとるために体に負担をかけない寝姿勢とは、立っているときの正しい姿勢をそのまま寝かせた姿勢です。

といっても、「気をつけ」の姿勢をしてそのまま眠る、というわけではありません。とくに意識しなくても、あおむけに寝たときに、自然と正しい姿勢になるような寝具――布団（ベッド）、枕で眠ることが大切なのです。

敷布団やベッドは「柔らかすぎず、硬すぎず」

ふかふかで、横たわると体ごと包み込まれて、まるで天国にいるかのよう。そんなベッドや布団で王様気分、お姫様気分を味わいながら寝てみたい……という方もいらっしゃるかもしれませんね。でも、眠りに落ちるまでは極楽天国気分になれても、実はこのような布団やベッドというのは、寝ている間の筋肉にとっては地獄――は言い過ぎでも、少なくとも体には多大なストレスがかかってしまうのです。

柔らかすぎる布団やベッドに寝ると、これらに体が沈み込んでしまいます。とくに、肩甲骨や腰など体の出っ張った部分や重い部分が深く沈み込みます。

このときの体の状態をそのまま90度起こした状態、つまり立った状態にすると、**巻き肩・ねこ背の悪い姿勢そのもの**なのです〈☞155頁図①〉。

巻き肩・ねこ背状態で寝ているときには、立っているときと同様、胸の筋肉が縮み、肩甲骨の筋肉が引っ張られた状態にあります。当然、巻き肩・ねこ背は悪化します。また、本人は眠っていて全く意識していなくても、この悪い姿勢をなんとか支えようと、筋肉が頑張りすぎて、ますます緊張してしまいます。

さらに悪いことに、柔らかすぎるベッドや布団では**寝返りが打ちにくく**なります。

寝返りは、一定の姿勢に固定されて筋肉が緊張・硬直してしまわないよう、無意識のうちに行われる運動です。柔らかすぎるベッドや布団はこの動きを妨げてしまうため、寝返りの回数が減り、長時間一定の姿勢に固まったままになって余計に**筋肉が緊**

張し、血流も悪くなります。

そのような状態が睡眠中ずっと続けば、肩こりや腰痛の原因にもなり、筋肉の緊張のせいで深い眠りに入りにくくなるため「質のよい睡眠」がとれなくなってしまいます。

また、低反発タイプのマットレスなどは、安眠グッズとして薦められることもあるようですが、柔らかすぎる布団やベッド同様、背中の肩甲骨あたりや腰など、体の出っ張った部分や重い部分を深く沈みこませてしまうので、好ましくありません。とくに腰痛のある方は、腰への大きな負担を考えると避けるべきでしょう。

なお、高反発タイプのものは、適度の硬さのものであればＯＫです。

一方、いわゆる〝せんべい〟布団のような硬すぎる布団やベッドもＮＧです。

硬すぎる布団やベッドで寝ると、背骨が自然なカーブを描くことができず、立った姿勢でいえばいわゆる「フラットバック」の状態になります〈☞左頁図③〉。

この状態でもやはり筋肉が緊張し、体に余計な負担がかかり、血流が悪くなります。

また、適切な姿勢をとろうとして、体はああでもないこうでもないと、無意識のう

柔らかすぎる布団やマットレスで寝ているときは「巻き肩・ねこ背」になっている

① 柔らかすぎる布団

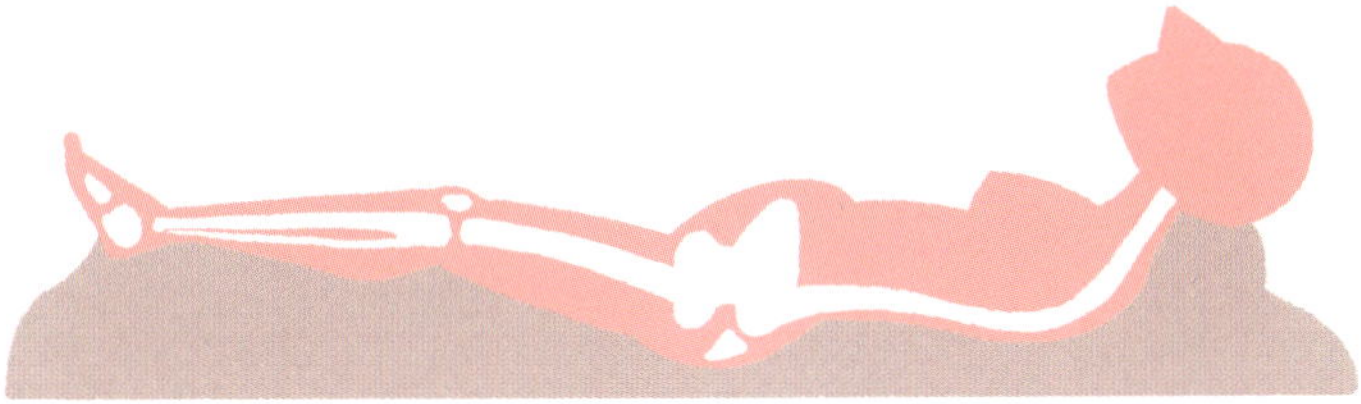

② ちょうどいい布団

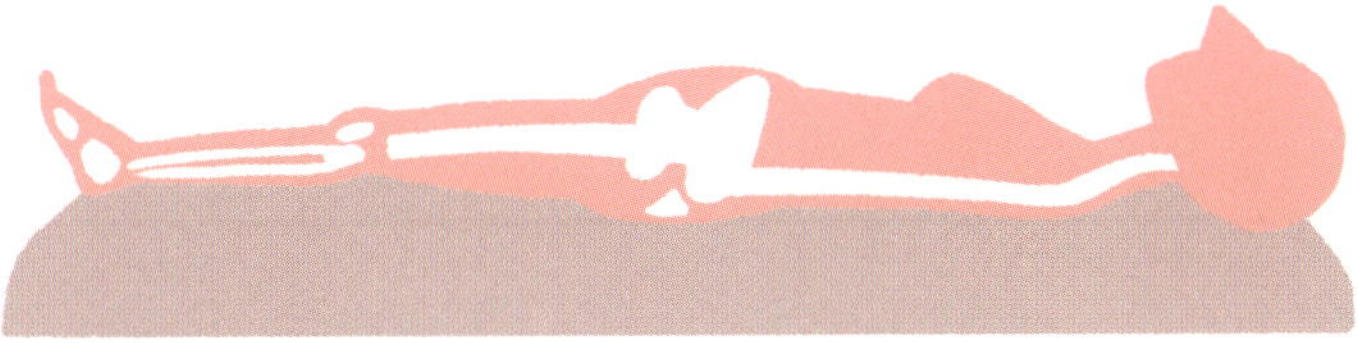

③ 硬すぎる布団

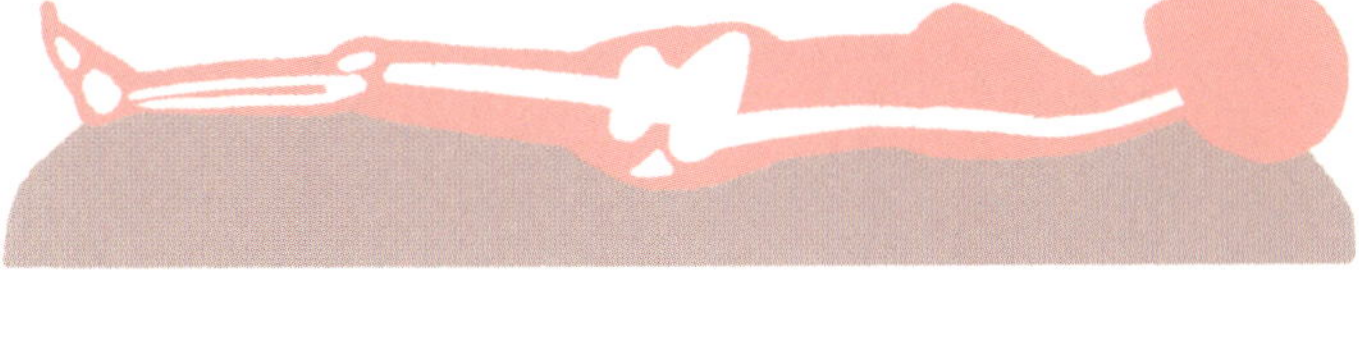

ちに頻繁に寝返りを打つようになります。これも眠りが浅くなる原因になります。

……というわけで、布団やベッドは「柔らかすぎず、硬すぎず」。あおむけになるだけで自然に、正しい立ち姿勢をそのまま寝かせた姿勢になるのが理想。適度に浅く体が沈む〈☞前頁図②〉状態になるものを選びましょう。

また、「掛け布団」は、寝返りが打ちにくくなるような重たいもの、硬いものは避けましょう。

枕は「後頭部へのフィット性」がカギ

布団やベッドと同様、枕もふわっと頭が包み込まれるような柔らかいものが好きという方も少なくないと思いますが、やはり柔らかすぎるもの、硬すぎるものは避けたほうがよいでしょう。

なにより、後頭部から首にかけていかに適切にフィットしているかが重要で、それには「適度な硬さ（ないしは柔らかさ）」が必要だからです。ただ、どんな枕がフィットするかは、頭の形や大きさ、首の長さなどによっても異なってきます。

基本的には、首から後頭部にかけてしっかりフィットして、頭が枕に支えられていることが大事です。

硬すぎる枕では血流が悪くなり、首こり・肩こりを起こしたり、柔らかすぎる枕では、むくんだり、呼吸が浅くなったりいびきをかいたりする原因になります。

また、「高さ」も重要なポイントです。これも頭部の形状や首の長さによって異なってきますが、頸椎が自然なS字カーブに保たれる高さが最適です。

頸椎が自然なS字カーブに保たれ、筋肉の緊張がとけ、体への負担が少ないうえ、気道の通りがよくなり、呼吸が浅くなったりいびきをかいたりするのも防げます

枕が高すぎると、筋肉が緊張して、首こりや肩こりを引き起こしたり、気道が狭くなって呼吸が浅くなったり、いびきをかきやすくなります。さらに、あごを引いた状態になるので首の付け根にシワが寄ります。寝ている間じゅう首にシワをつくったままという日々が続くうち、起きても元に戻らなくなり、くっきりとシワが刻まれてしまいます。首のシワは老け顔の一大要因。くれぐれも枕を高くして眠らないようにしましょう。

一方、枕が低すぎると、血液や老廃物が頭部に集まりやすく、顔のむくみの原因に

なります。

枕が適切な高さにあるかどうかは、次の点を目安にします。
◆肩から頭頂部を結んだ線が床に対して10度～15度くらいの傾斜になる
◆頭部（顔）が床面と平行の水平ラインに対して5度くらい傾斜している
適切な高さかどうかは、あおむけに寝た状態で自分の目線がどのあたりを指しているかをチェックして確認できます。

シーツや枕カバー、パジャマなど肌に触れるものの「素材」にこだわる

「快眠」を求めて、布団やベッド、枕に注意を払う一方で、シーツや枕カバー、パジャマといった、睡眠グッズのわき役はついつい二の次になりがちです。しかし、これらの素材も、眠りの質を大きく左右します。

「肌触りがよい」ほうが、気持ちよく眠りに入れるということもありますが、「機能性」の面でも、どのような素材でできているかはとても重要なポイントになります。

眠っている間、私たちは大量の汗をかきます。冬場でも200㎖～300㎖、コッ

枕は後頭部〜首にしっかりフィットするものを

○ 適度な硬さで、しっかりフィットする枕

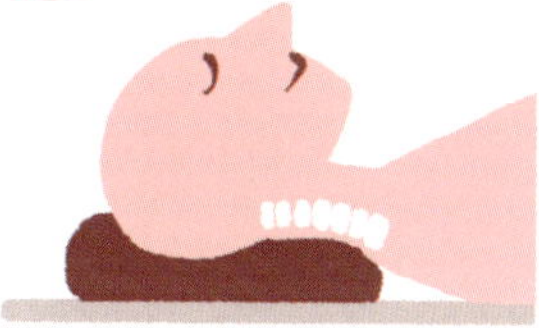

○ 横向きはこのような状態

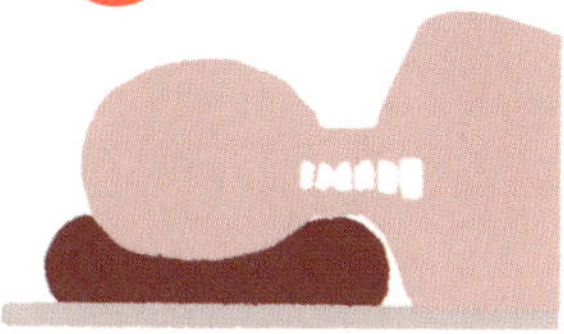

頚椎のS字カーブが
自然な形になる

× 柔らかすぎる枕

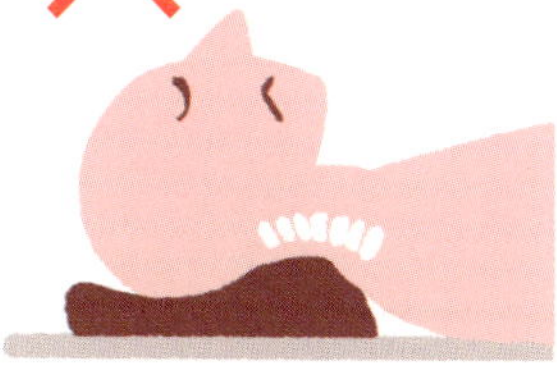

頭が沈み、頭に血が上る
（むくみの原因になる）
あごが引けて、気道の通りが悪くなる

× 硬すぎる枕

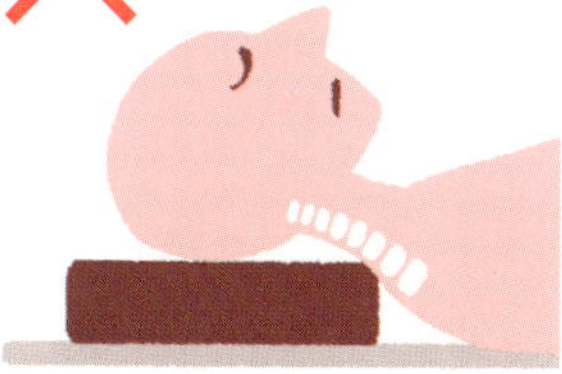

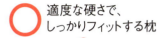

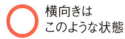

後頭部が圧迫され血流が悪くなる。
枕と首や肩の間にすき間ができ、
首こり、肩こりの原因に

適切な高さの枕

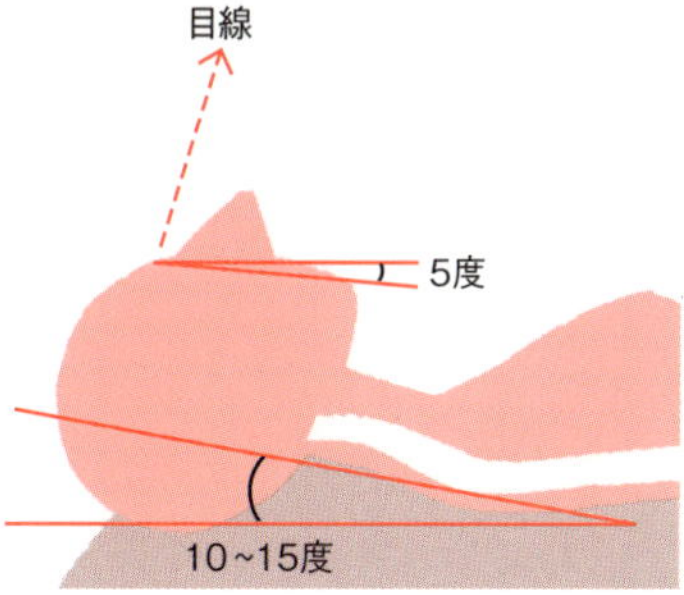

プ1杯〜1杯半くらいになるといいます。夏場なら、寝ている部屋の室温環境にもよりますが、その1・5倍くらいの量になることもあります。

運動しているわけでもないのに、睡眠中にこれほどの汗をかくのは、睡眠のサイクルのなかで、入眠時や浅いレム睡眠から深いノンレム睡眠に入るためには、深部体温が下がっていなければならないからです。深い眠りに入るために深部体温を下げる必要から、大量の汗をかくのです。

ここで「深部体温を下げる」ということにちょっと疑問に思われた方もいらっしゃるかもしれませんので、少し説明を加えておきます。

「手足が温まるとよく眠れる」といいますし、また、赤ちゃんの手足が温かくなってくると眠りのサインともいわれますね。そう聞くと、睡眠時には体の中の温度、深部体温も上がっているように思われがちですが、実はその逆なのです。

「眠りにつくときには、体の深部体温を下げるために血管が拡張して、手足から熱が放散され、その熱で手足がぽかぽかになってくる」ので、手足が温まるとよく眠れ、手足が温まってくると眠りに落ちるサインになるというわけです。

深部体温を下げるために大量にかいた汗が皮膚についたままになると、必要以上に体温が下がって体が冷えたり、皮膚トラブルの原因になったりします。また、起きているときに汗まみれになるとうっとおしく不快に感じるように、眠っている間も、意識こそしていませんが、脳や皮膚には相当に不快なストレス刺激がかかっています。

せっかく体温を下げて、深いノンレム睡眠に落ちる準備ができても、脳がストレスを感じていては、深い眠りに入れません。

このような睡眠中の〝汗ストレス〟から解放されるには、パジャマやシーツ、枕カバーなど直かに肌に触れるものは、汗をかいてもすぐに皮膚の表面から吸い取ってくれる「吸湿性が高い」もので、かつ、すぐに水分を発散させてくれる「速乾性があり、通気性がよい」ものが鉄則です。

西洋では古くからシーツの素材としては上質の麻（リネン）が最適とされています。ホテルでシーツや枕など寝具類をストックしておく部屋を「リネン室」というのはここからきているのですが、柔らかく織られた麻素材やコットン素材のものは、定番中の定番といえるでしょう。

とくに夏場は、ガーゼ織やワッフル織など通気性に優れたもの、寒い冬場には、保温性の高い厚地のコットンで、毛足の長いパイル織のものなどがお薦めです。

パジャマも、夏は麻やコットン、ないしそれらの混紡地で、通気性のよいゆったりしたパジャマやネグリジェ。冬場は、コットンのネル織のものが暖かくて快適です。

最近は、化学合成繊維でも、吸湿性や通気性に優れ、速乾性や肌触りを考慮した機能的な新素材が次々と開発され、このような素材を使った快適な寝具製品もつくられています。ただ、こうした進化した素材でも、化学繊維に敏感な方、アレルギーがある方にはストレス刺激になってしまう場合もあるので、実際に触ってみて違和感や不快感がないか、確かめてから使用することをお薦めします。

就寝時に眠りのホルモン「メラトニン」を十分に分泌させる

「眠活」は、朝起きたときから始まる～目が覚めたらまず朝日を浴びる

睡眠には、「メラトニン」という〝眠りのホルモン〟が深く関与しています。いわば天然の睡眠剤」ともいえるもので、このメラトニンが十分に分泌されていなければ、

私たちは眠りにつくことも、熟睡することもできません。

いざ眠りにつこうというときにメラトニンがしっかり分泌され、質のよい睡眠がとれるようにするには、体内外の環境づくり、習慣づけが大切です。しかもこれは、夜寝る間際の付け焼き刃ではダメ。質のよい睡眠のための環境づくりは、朝一番から始めます。目が覚めたらまず何をするかで、その晩の睡眠の質が大きく変わってくるのです。

「眠活」のファーストステップ。それは、朝起きたらまずカーテンを開け、「朝陽の光を浴びる」こと。天気がよいときだけでなく、雨が降っていても曇っていても、とにもかくにも朝日を浴びましょう。

それは、朝日を浴びることであるホルモンの分泌が促されるからです。朝に分泌されるホルモンが、まわりまわってその晩の快眠を左右するのです。

このホルモンの名は、「セロトニン」。メラトニンが〝眠りのホルモン〟なら、セロトニンは、〝目覚めと活動のホルモン〟です。

セロトニンが分泌され始めると、睡眠中に分泌されていた眠りのホルモン「メラトニン」の分泌がストップします。こうして体と心の目覚めが促され、すっきりと1日のスタートが切れ、そしてセロトニンの分泌量が増える日中には、体も心もイキイキ活動モードで過ごすことができます。

このように夜間、眠っている間に最も分泌量が多くなるメラトニンと、朝方から分泌され始め、日中に分泌量が多くなるセロトニンは、相互に真逆の働きがあるのですが、実は**メラトニンは、セロトニンが変化してできたもの**なのです。

朝、セロトニンが分泌され始めて体や脳が目覚めると、それから約14時間～16時間後に、セロトニンが変化してメラトニンがつくられ、分泌され始め、その1～2時間後に眠気がやってくる……というしくみになっています。

逆にいうと、もし、朝から日中にかけてセロトニンがしっかり分泌されなければ、眠りのホルモン・メラトニンも十分に分泌されないということ。

いざ眠るときにメラトニンが十分に分泌され、質のよい睡眠がとれるように、朝目覚めたらいちばんに陽の光を浴びて、しっかりセ

＊参考:光の明るさ比較

・夏の晴天の太陽光:10万ルクス以上
・冬場の雨や雪の日:屋外の太陽光で1～2万ルクスくらい、窓を通して室内に入ってくる太陽光で2000ルクスくらい
・屋内の照明:普通に明るいと感じる光で400ルクスくらい、かなり明るくまぶしさを感じるくらいの照明で700ルクスくらい

PART3　寝ながら、食べながら、「巻き肩」が治る！

ロトニンを分泌させましょう。

なお、セロトニンの分泌は、光の明るさが強ければ強いほど促進されますが、雨や曇りの日の弱い太陽光や、屋内照明などの人工的な光にも、晴天の太陽光ほどではなくとも、メラトニンの分泌を抑え、セロトニンの分泌を促進する働きがあります。

＊生物はみな、「体内時計」によってコントロールされている

～「体内時計」のズレをリセットすることは自律神経を整えるためにも大切

朝の目覚めから14〜16時間後にメラトニンが分泌され始め、それから1〜2時間後に眠気が来て眠りに落ちていく……というタイムスケジュール。仮に朝6時に目覚め、自然な眠りに落ちる態勢になるのは夜10時から11時くらいのタイミング。平均的な睡眠時間が7〜8時間で起床時間が6時〜7時とすると、あまりに絶妙すぎです。

このようにホルモンのタイムスケジュールを実に絶妙にコントロールしているのは、皆さん自身が体の中に持っている　[体内時計]　です。

人間の体や心には、食事や睡眠・覚醒、排せつ、その他内臓や組織・器官による

165

生体活動や生理現象をコントロールする「リズム」が刻み込まれています。

ホルモン分泌、血圧や体温などは、健康な人であれば1年や1ヵ月単位、また1日単位など、一定の周期のなかで規則的な変化を示しますが、このリズムを刻んでいるのが「体内時計」です。

体内時計は、心臓や肝臓、胃腸などの内臓、それに血管や皮膚、その他体内のありとあらゆる臓器、組織の細胞にそれぞれそなわっていますが、これらの体内時計はさらに、いわば司令塔となるメインの体内時計のコントロールを受けています。

この指令塔となる体内時計は、脳の視床下部の視交叉上核《しこうさじょうかく》というところにあり、「マスタークロック」と呼ばれています。

太古の人間は「陽が昇るとともに目覚め、太陽のもとで活動をし、日が暮れたら活動をやめ、眠りにつく」というように、太陽を中心とした自然界のリズムに合わせて生活をしていたわけですが、その自然界のリズムが、人間をはじめ、植物も含めたありとあらゆる生命体のなかに刻み込まれ、脈々と受け継がれ、今も息づいているのです。

この自然界のリズムには、1年(地球の公転周期)、1ヵ月(月の公転周期)、1日(地球の自転周期)単位の周期がありますが、このなかで、1日周期、〝約〟24時間周期のリズムを「概日《がいじつ》リズム(サーカディアンリズム:Circadian Rhythm)」と呼んでいます。睡眠もこの概日リズムに支配されています。

ただ、〝約〟の示すとおりピッタリ24時間ではなく、24時間プラスマイナスαの時間周期になっています。このαの時間も人によって異なり、おおむね数分〜数十分の幅があるといわれています(ちなみに概日の「概」には「アバウト=約」という意味があります)。

――となると、自然界の1日=地球の自転周期の1日(24時間)と、概日リズムを刻む体内時計の間には、日々少しずつズレが生じていき、そのまま放っておけば、自然界の時間と体内時計で昼夜逆転してしまう理屈です。

しかし、実際にはそうならないのは、マスタークロックには、1日にα時間分遅れたり早まったりする体内時計をいったん「リセット」して、自然界の24時間周期に合わせるしくみが組み込まれているからです。実は、この体内時計を「リセット」してくれるのが、朝目覚めたときに浴びる太陽の光なのです。

目から入った太陽光の情報は、網膜を通して、マスタークロックがそなえられている視交叉上核に届きます。すると、マスタークロックがリセットされ、1日の自然界のリズムに戻るというしくみです。

こうして体内時計のズレが修正されるからこそ、体内時計にコントロールされているセロトニンやメラトニンといったホルモンの分泌リズムも狂うことなく、適切な時間帯に適切な量が分泌され、「質のよい睡眠」をとることができるようになるのです。

また、体内時計は、自律神経のバランスにも関わっています。

通常、日中は交感神経が優位になって活動モードにスイッチが入り、夜になると副交感神経が優位になってリラックスモードにスイッチが入り、究極のリラックス＝眠りの態勢に入るようにプログラムされています。このスイッチのオン・オフも体内時計によるコントロールを受けています。

そのため体内時計がずれると、目を覚ます時間になってもお目覚め&活動モードにスイッチがうまく切り替わらず、起きられなくなったり二度寝したり……。一方、眠る時間になってもなかなかリラックスモードにスイッチが入らないため、目がギンギンに冴えて眠れなくなる……といったような困った事態が起こります。
睡眠に限らず、体内で行われている様々な生命活動を担う脳や臓器、組織が１日を通して正常に働き続けるためにも、体内時計のリセットは必要です。リセット役の朝陽の光をしっかり浴びる習慣をつけましょう。

メラトニンの分泌を妨げる、就寝前のＮＧ習慣

〝光〟を浴びるとセロトニンの分泌が促進され、メラトニンの分泌が抑えられるというメカニズムは、朝だけでなく、夜の時間帯でも同様に働きます。

「光」には目覚まし時計にまさる目覚まし作用（覚醒作用）があります。しかも、自然界では光は夜には存在しないものなので、その分受ける影響が大きくなります。

夜分には、太陽光よりはるかに弱い人工光でも、メラトニンの分泌がかなり抑えられてしまうことがわかっています。

部屋の照明でも、長時間浴びていると影響が出てきますが、てきめんにアウトなのは、ＬＥＤ照明や、テレビやスマホ、パソコンなどの液晶画面です。

LEDライトや液晶画面から放出される「ブルーライト」の刺激を目の網膜が受けると、脳は「朝が来た！」と錯覚して、メラトニンの分泌をストップさせてしまうのです。

「寝室にスマホやタブレットを持ち込まない」が鉄則で、スマホやパソコン、テレビは理想を言えば寝る2時間前まで、どうしても必要というときでも寝る1時間前まで、最低でも寝る30分前までに終わらせるようにしましょう。

また、寝室（眠る部屋）の照明にも注意が必要です。

まず、ブルーライトの強いLEDランプは避けること。蛍光灯も、LEDランプほどではありませんが、結構ブルーライトが強いので、寝室の照明源には向きません。

寝室の照明源として選ぶなら、白熱電球がよいのですが、熱効率の悪さや耐久性の低さから、最近は白熱電球の製造を中止しているメーカーも多く、入手しにくいのが難点です。ちなみに、白熱電球もどきのLEDランプでも、ブルーライトを多く含むLEDランプであることには変わりないので、NGです。

白熱電球の照明器具の入手が難しければ、蛍光灯の「間接照明」（フードや傘、カバーのついた照明器具などによる照明や、照明器具からの光を壁や天井などにいったん反射させ、その反射光で空間を照らす照明）にするという手もあります。

照明器具の光源を、天井から真下方向ではなく、眠る場所の反対側の壁に向けたり、フロアライトを壁や天井に向けたりすると、網膜に届く光の強さも若干抑えられるうえ、部屋全体が落ち着いたムードでリラックスしやすい雰囲気になるメリットもあります。

なお、目の網膜だけではなく、まぶたや体の皮膚にも光を感じるセンサーがあり、体や脳が光に敏感に反応してメラトニンの分泌をセーブしてしまうので、寝床につくときは、照明はすべて消してしまうのがベストです。

真っ暗にするのが苦手なら、間接照明を利用する、照明器具との間についたてを置くなどして、体に直接光が当たらないようにします。

また、深いノンレム睡眠が妨げられるのを防ぐために、タイマーを使って、ノンレム睡眠の底に落ちる時間（眠りの周期が90分の人の場合、就寝後30分ごろ）に照明がオフになるようにしておくとよいでしょう。

昼寝をするなら20分以内&午後3時頃までに済ませる

イタリアやスペインなどラテン系の国には、昼食後に昼寝をする「シエスタ」という〝伝統的な習慣〟があり、昼休みが2～3時間という企業やお役所もザラだとか。実にうらやましい限りですが、最近は日本でも「短時間の睡眠をとると午後の仕事の効率が上がる」として、昼食後の昼寝タイムを推奨している企業もあるようですね。

残念ながらそんな理解のある会社には勤めていなくても、せめて休日くらいはお昼寝を……という方に、ちょっと注意して頂きたいことがあります。夜、**本番の睡眠時に質のよい睡眠が妨げられないための、お昼寝の黄金ルール**があるのです。それは、**15分～20分以内で、午後2時まで、遅くとも午後3時までにすませる**こと

先にお話しした、レム睡眠とノンレム睡眠のサイクルが平均的な90分周期の場合、入眠から20分～30分経過後にはかなり深いノンレム睡眠に落ちます。このタイミングだと目が覚めにくく、無理やり起きても目覚めが悪く、仕事の効率が上がるどころか、ぼーっとしてすっきりしないまま午後の時間を過ごすことになってしまいます。

それゆえの20分以内なのですが、「それならいっそのこと、ワンサイクル90分ほど眠ればレム睡眠のタイミングで目覚めるので問題ないだろう」とはいきません。たとえすっきり目覚められたとしても、夜なかなか寝つけなくなる事態が待っています。

すでにお話ししたように、私たちの脳や体は、基本的には太陽が昇るとともに目覚め、太陽が沈んでから眠りの態勢に入るという自然界のリズムに合わせた体内時計にコントロールされています。陽も沈まないうちに眠るのは、自然界のリズムに逆らった行動なので、体内時計が狂い、夜になってもメラトニンの分泌が進まなくなるのです。

また、夕方近くなってからの昼寝（夕寝？）はいわば夜の睡眠の〝前倒し〟。体内時計が昼寝の目覚めを朝の目覚めと勘違いして混乱をし、調整不能にもなりかねません。ただ、午後3時くらいまでに15分〜20分程度なら、体内時計や睡眠リズムの狂いが小さく、その後の調整も難しくないので、夜の睡眠にも支障が出にくいというわけです。

また、体内時計の睡眠リズムを狂わせないようにするためには、毎日、同じ時間に寝て同じ時間に起きるのが好ましいのですが、先にお話ししたように、睡眠不足が続いたときは、いつもより睡眠時間を増やして、睡眠不足を解消しましょう。

夕方から夜眠る前までに「快眠態勢」の総仕上げ

ストレスは睡眠の最大の敵

――といわれています。床に就いても、その日あったイヤなことを思い出してはイライラ、悩みごとに頭や心は堂々巡り、翌日の一大イベントを前に緊張しまくり……などなど、そんなとき体のなかでは、ドーパミンやノルアドレナリンというホルモンがどかどか分泌されているのですが、これらのホルモンには脳を覚醒させる作用があります。

ドーパミンやノルアドレナリンのせいで眠れないのは、ネガティブな怒りや不安、緊張を背負っているときに限りません。その日とても嬉しい出来事があったり、翌日楽しみにしているイベントの予定があったりして、ワクワクドキドキ、ポジティブな楽しさや喜びでハイテンションの興奮状態にあるときも同様です。

ドーパミンやノルアドレナリンの覚醒作用によって、なかなか眠れなくなるのに加え、入眠しても深い眠りが十分にとれず、熟睡感が得られにくくなります。

緊張や興奮状態にある脳、体、心を鎮めなければ、どんなに疲れていても質のよい睡眠をとることはできないのですが、そうはいっても、怒りや悩み、緊張のモトとなる問題をすべて解決して、完全無欠のノンストレス状態になるというのも、無理な話ですね。

それでも、〝せめて眠るときだけでも、脳・体・心をリラックスモードに切り替える〟ことはできます。日中の活動のための交感神経優位モードから、リラックスモード＝副交感神経優位モードへ。そのスイッチ切り替えをスムーズに行うコツ、睡眠前の「リラックスタイム」の過ごし方などをいくつか挙げておきましょう。

お風呂でぬるめのお湯にゆっくり浸かる

リラックスといえば、お風呂。全世界的にみても日本人の「お風呂好き」は別格で、入浴は単に体を清潔にするためだけでなく、日本人にとっては至福のリラックスタイム。

脳も体もごくらく〜♪になり、ストンと寝入って熟睡するための入浴のコツは、

◆シャワーだけでなく、湯船に30分以上ゆったり浸かる。半身浴か、胸全体が湯船に浸からないような体勢がよい。冬場寒ければ、全身浴を何秒か加えて暖をとるとよい

◆湯温は、38℃〜39℃くらいの「ややぬるめ」がちょうどいい（42℃以上の湯につかると心拍数や血圧が上がり、交感神経が優位になり緊張モードに。その結果、寝付きが悪くなったり眠りが浅くなったりしやすいので、要注意）

◆寝る1時間前くらいに入るのがベストタイミング（入浴で深部体温を上げておくと、その反動で30分〜1時間後に深部体温ががくんと下がり、寝付きがよくなり、深い睡眠が得られる）

このような入浴法によって、おおよそ体の冷えも芯からとれて、眠りに入りやすくなります。

また、寝る前に手足が冷えて眠れないという方は、血流が悪く、血管が収縮して、手足からの熱の放散がうまくいっていないからでしょう。

お風呂から上がったら、手足が冷える前に床に就くのがベストですが、寝るまでの時間が長い方は手足が冷え切らないよう、「しっかり保温」を心がけます。

この保温方法としてお薦めなのは、「腹巻」です。

「手足を温めるのになぜ腹巻？」と思われるかもしれませんが、お腹周りから腰をしっかり温めると、全身の血流が促され、末端部分の冷えも解消されるからです。

なお、手袋や靴下で保温する場合には、手袋・靴下選びに要注意です。

手足に密着した手袋や靴下を着けると、熱がこもって放散されにくくなり、必要以上の汗をかいて深部体温が極度に下がりすぎてしまうことがあります。また、靴下の履き口にゴムなど締め付け作用のあるものが使われていると、血流が悪くなってしまいます。

比較的ゆったりめのつくりで、素材が絹→綿→絹→綿と層を成す冷えとり専用の靴下であれば、保温性が高いうえ、水分（汗）が外側に抜けていく構造になっているので、お薦めです。

それに、湯たんぽもよいですね。ただ、眠っている間に低温やけどをしないように、厚手のカバーやタオルでしっかりくるみ、心配であれば足元から少し離したところに置くなどして安全をはかること、また、保温性の高い布団の中だと温度が高くなりすぎ、不快になるケースもあるので、湯温は「自分にとって気持ちいい」温度に適宜、調整するようにしましょう。

なお、電気毛布や電気あんかは、皮膚への刺激が意外に強いので、とくに皮膚が敏感な方は避けたほうがよいでしょう。

そのほか、布団の中で、手や足の指を閉じたり（グー）開いたり（パー）するだけでも、手足の血流促進になります。ただし、力を入れずにゆっくりゆっくりと、です。力を入れしゃかりきになってやると、交感神経にスイッチが入って眠れなくなるので、これも要注意です。

寝る前のヨガやストレッチは、副作用ゼロの〝入眠剤〟に

夕方から寝る前にかけて激しい運動を行うと、交感神経にしっかりスイッチが入ってしまい、寝る時間になっても体の興奮状態、緊張状態がなかなか解けなくなります。質のよい睡眠のためには、夕方以降のハードな運動、筋トレなどは控えること。

一方で、夕方にウォーキングなどの軽い運動をすると、質のよい睡眠につながります。

「体の適度な心地よい疲れ」が眠りを導き、また、夕方の時間帯の運動には、入浴同様、睡眠時に必要な深部体温の低下を促す作用もあるためです。

【深部体温の1日の変化】

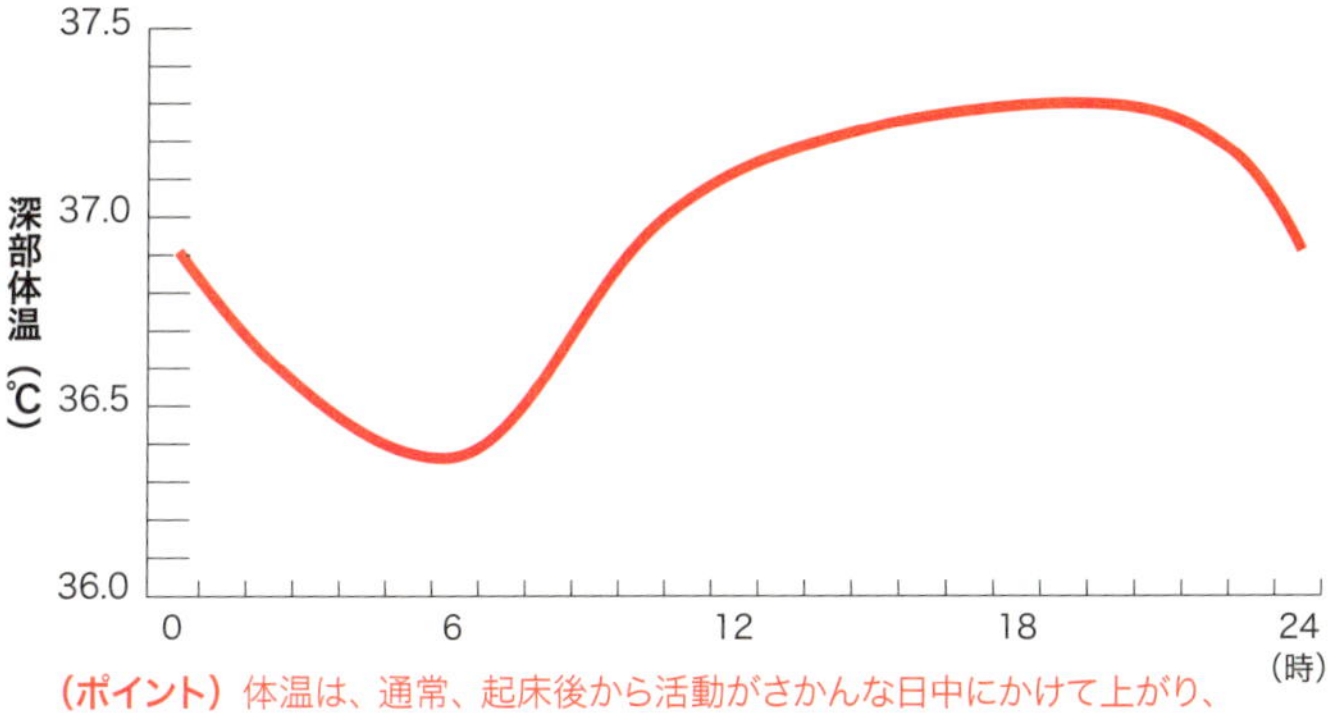

（ポイント）体温は、通常、起床後から活動がさかんな日中にかけて上がり、
夕方5時〜夜8時くらいの間にピークを迎え、
その後、就寝時に向かって急激に下がる。

体温は、起床後に上がり始めてから10時間〜12時間後くらい（だいたい夕方4時〜6時頃）にピークを迎えますが、このピークを迎えるタイミングに、運動によってさらに体温を上げると、入眠時に体温が下がるリズムに弾みがつくのです。

また、眠る直前の運動は基本的にはNGですが、**ヨガ**や、PART2でご紹介しているような**軽いエクササイズ**なら、**眠る前のリラックス法**としてお薦めです。

これらのエクササイズを行うときには、**「リラックス呼吸法」と組み合わせる**と、さらにリラックス効果が高まります。

もっともヨガは本来、呼吸法と一体となっているもので、ヨガの健康効果の大半は実はヨガを行う際の呼吸法によるものといってもいいくらいです。

また、筋肉をほぐす軽いエクササイズやストレッチは、リラックス呼吸法と組み合わせることで、筋肉の緊張がさらにやわらげられやすくなるという相乗効果が得られます。

もちろん、リラックス呼吸法だけでも、スムーズな入眠モードに入りやすくなります。

夕方以降のカフェイン、遅い夕飯、寝酒は睡眠の質を下げる「三大悪」

カフェインには覚醒作用があることが知られていますが、この覚醒作用がどのくらい脳や体に影響及ぼすかには、個人差があります。3時のおやつタイムにコーヒーや紅茶を飲んだ日にはなかなか寝つけなくなるという人もいれば、寝る1~2時間前にコーヒーや紅茶を飲んでも平気で眠れてしまうという人もいます。

ただ、後者のような人でも、自覚がないだけで、たとえ寝付きはよくても十分に深いノンレム睡眠がとれず、脳の熟睡が妨げられてしまうので、要注意です。

質のよい睡眠をとりたいのであれば、夕方以降、寝る数時間前以降のカフェイン摂取は控えましょう。

また、夕飯は、できる限り就寝の3時間前までに済ませるのが理想です。ダイエットや肥満・メタボ防止の点からも、それは〝鉄板ルール〟ともいわれていますね。

食べ物の消化には2～3時間かかります、脂質の多い食事の場合には数時間かかることもあります。胃の中に未消化の食べ物が残ったままだと、胃もたれして眠れなくなることもありますし、その点は平気という方でも、知らず知らずのうちに深い眠りが妨げられてしまいます。

食べ物の消化・吸収のために、胃腸などの消化器官をはじめ、消化酵素の分泌や血糖値をコントロールするインシュリン等のホルモン分泌に関わる肝臓、胆嚢、膵臓なども働いて休めなくなります。消化酵素やホルモン等の分泌のコントロールには、脳も関わっているので、脳も休んではいられなくなります。

こうして、本人は眠っているように見えても（感じても）、体の中では脳も含め、様々なシステムが働きっぱなしになるため、深い眠りが妨げられてしまうのです。

とはいっても、残業などで帰宅が遅くなり、「寝る3時間前までに夕飯を済ませる」のは難しいという方もいらっしゃるでしょう。

そのようなときは、できる限り残業前か仕事の合間にさっと夕食をとるようにするか、あるいは、間食をとって、帰宅してからの夕飯はごくごく軽く、消化にあまり時間のかからないものを食べるなどの工夫をするとよいでしょう。

さて、最後に寝酒。これも「原則、NG」としておきましょう。

「眠れないからお酒を飲む」という方もいらっしゃるかもしれませんが、これが習慣になると、徐々に酒量が増えてアルコール依存症になりやすいというのは、多くの専門家が指摘しているところです。

また、お酒には確かに緊張をやわらげる作用もあり、気持ちよく飲んでいるうちにトロトロと眠くなってきて、そのままストンと寝落ちするなんていうこともあるでしょう。

しかし、その後が問題です。

アルコールの成分は、お酒を飲んでから3時間くらいすると「アセトアルデヒド」という物質に分解されますが、このアセトアルデヒドには、体温や心拍数を上げる作用があります。

そのため、睡眠途中でもパッと目が覚めてしまいその後なかなか寝つけなくなる、あるいは仮に目が覚めなかったとしても、眠りが浅くなり熟睡が妨げられてしまうのです。

とくに寝酒をした場合、入眠してから3時間後といえば、ちょうど深いノンレム睡眠のタイミング。ノンレム睡眠中には本来心拍数が安定し、体温が下がっていなければなりません。しかし、アセトアルデヒドの影響で心拍数や体温が上がると、眠りが急激に浅くなり、通常なら目覚まし時計でも目が覚めにくい深いノンレム睡眠中であっても、ぱっちりと目覚めてしまうことがあるのです。

そんなわけで、「お酒は寝る3時間前以降は飲まない（できれば4時間前以降）」ほうがよいのですが、外で飲んでくるときはいいとしても、家で晩酌となるとちょっとキビシイでしょうか。ですが、せめて寝酒だけでも、やめておきましょう。

眠る前の「リラックスタイム」が睡眠の質を劇的に変える

忙しい日々のなかで、〝ゆったりと1日を締めくくる〟時間などとれない、そんな時間がとれるくらいなら一刻も早く横になりたい、という方も少なくないかもしれません。

けれど、床に就いて体を横たえていても、なかなか寝付かれなかったり熟睡できなかったりすれば、一刻でも早く床に就く意味は半減します。

眠りに入る前に30分でも15分でもかまいません。心身ともにゆるゆるできる「リラックスタイム」をつくり、副交感神経に完全にスイッチを切り替えておくことで、睡眠の質が劇的に変わります。

そのリラックスタイムには何をするか——。

例えば、先に言ったようなヨガやストレッチでもいいですし、本や雑誌を読んだり、好きな音楽を聴いたりするだけでもいいと思います。

よくクラシック音楽には副交感神経を優位にしてリラックスさせる効果があるといわれますが、リラックス効果があるかどうか、実は音楽のジャンルにはあまり関係ありません。クラシック音楽のなかにも、気分を高ぶらせ、交感神経にスイッチが入ってアドレナリンをどばどば分泌させてしまうような曲もあります。

要は、自分の好きな曲で、聴いていて心地よく、そうして気持ちがす~っと落ち着くような曲であれば、なんでもよいのです。ただし、ハードロックなどのように刺激の強い音楽は、たとえ好きでも、やはり交感神経を優位にしてしまうので、眠る前のリラックスタイムには避けたほうがよいでしょう。

読書にしても、推理小説を読み始めると「犯人が誰かわかるまでは落ち着かず、眠ってなどいられなくなる」方には、この手の本は寝る前に読む本としては不適切でしょう。もちろん、寝る1時間前以降のスマホ、パソコン、テレビはNGです。

また、眠る前にリラックス効果のあるハーブティーを飲んだり、エッセンシャルオイル（アロマオイル）で芳香浴やマッサージしたりするのもお薦めです。

なお、ハーブティーやエッセンシャルオイルは、ハーブの種類によって効能が異なります。リラックス効果とは逆に、覚醒効果や活力アップ効果をもつものもあるので、事前に調べたりアロマショップの店員さんに聞いたりして、適切なものを選びましょう。（参考までに、下記にリラックス効果のあるハーブティーやエッセンシャルオイルの例を挙げています）

＊リラックス効果のあるハーブティーやエッセンシャルオイルの例

ハーブティー…ジャーマンカモミール、シソ、シナモン、ジャスミン、パッションフラワー、ラベンダー、リンデンフラワー、レモンバーベナ、レモンバーム、ローズ　など

エッセンシャルオイル…オレンジスィート、サンダルウッド（白檀）、ゼラニウム、ペパーミント、マジョラム、ユーカリ、ユズ、ローズ、ローマンカモミール　など

⑧ 入浴は、シャワーだけでなく湯船にゆっくり浸かる。湯船の湯温は38℃～39℃くらいのややぬるめ。半身浴か、胸全体がお湯に浸からないような体勢で。お風呂タイムは、床に就く 30分～1時間前くらいがベター

⑨ 寝酒は深い眠りを妨げるので、原則NG。夜中に目覚めたくなければ、お酒を飲むのは眠る3時間前までにするとよい

⑩ カフェインを含む飲み物は、床に就く5時間前以降は摂らないほうがよい

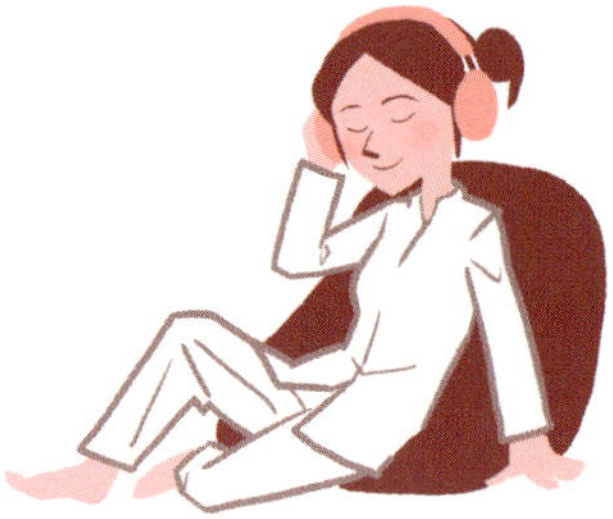

⑪ 眠る1時間前以降のテレビ、スマホ、パソコンはNG

⑫ 眠る前にできる限り「リラックスタイム」をつくる

⑬ 眠る1時間前以降は、部屋の照明は暗めに落とし、寝室では「間接照明」を使うなどして、眼や体への光の刺激を抑える。眠るときには、照明はすべて消すのがベスト（真っ暗にするのはちょっと……という人は、照明の種類や方法などを工夫）

⑭ 布団（ベッド）や枕は「体のどこにも負担のかからない」硬さや高さなどに留意して選ぶ。シーツや寝間着など肌に触れるものは、肌への刺激がなく、通気性や速乾性が高く、冬は加えて保温性の高い素材を選ぶ

快眠生活のためにオススメの1日の習慣

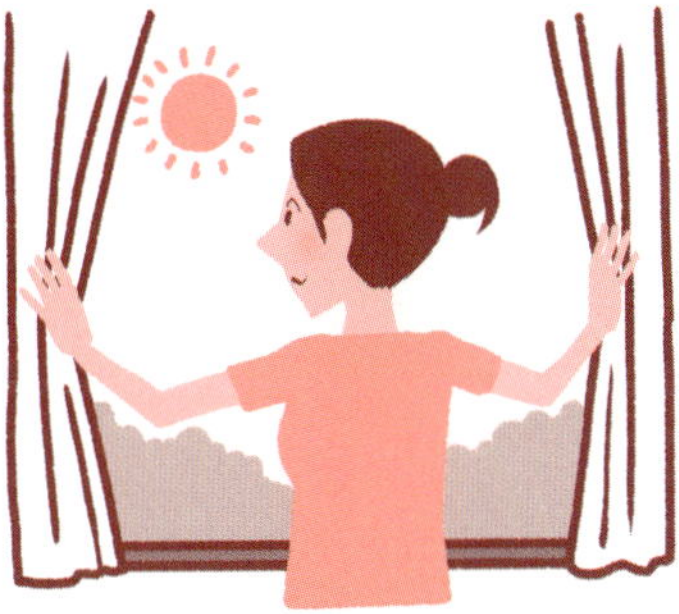

①朝起きたら、必ず朝日を浴びる（曇りや雨の日でも）

②食べられるなら朝食をとり、胃腸を動かすと、体の中からの目覚めが促進され、体内リズムが整い、その夜の眠りをスムーズにするメリットがある

③朝、できればウォーキングやジョギングなど、激しくない（疲れても「心地よい疲れ」と感じる範囲内の）適度な運動を、10 分以上行うとよい

④休みの日もできる限り平日と同じ時間に眠って起きるようにする。ただし、睡眠不足が続いているときは、少し長目の睡眠時間をとって「睡眠負債」を返済する

⑤昼寝をするなら20分以内で、午後3時までに済ます

⑥できれば、夕方にウォーキングなどの軽い運動を 10分くらい、体の適度な心地よい疲れを感じる程度に行うとよい。なお、夕方の運動は、夜床に就く前の5時間前～3時間前までに終わらせる

⑦夕食は、できる限り床に入る3時間前までに済ます（難しい場合は、夕食の内容を工夫）

食事で巻き肩が治る！

深部体温を高めて維持し、筋肉をほぐし、血流をアップさせる

筋肉の緊張・硬直→血流の悪化→エネルギー代謝が落ち深部体温が低下（体の冷え）→筋肉の緊張・硬直……という魔のスパイラルを断つために、血流をよくし、体を芯から温め、深部体温を上げてそれを維持するには、暖房や衣服で万全の防寒・冷え対策をする、入浴などで一時的に体温を上げるなど体の表面からだけではなく、日常的に体の内部にアプローチし、体内のエネルギー産生を活発にし、熱エネルギーを十分に確保することが不可欠です。

体を芯から温めるには、日常生活習慣のなかでは、食事と運動と入浴がその三大柱になります。

運動については、先に紹介した「大腰筋ウォーキング」だけでも十分効果があります。大腰筋はインナーマッスルです。インナーマッスルは正しい姿勢を保持し、関節を安定させるなど体の構造面での機能だけでなく、エネルギー産生や血液循環機能にも

深く関わっています。それゆえ大腰筋を鍛える運動は、体を芯から温め、深部体温を上げ、血流アップにも直結するのです。

入浴については、先にお話しした入浴法をぜひ実践してください〈☞176頁〉。体だけでなく心までゆっくりじっくり温まり、ゆるゆると心身の緊張が解けてリラックスモードに切り替わり、質のよい睡眠をとる態勢も整えられます。

ここからは、日々の「食事」、食生活のなかで体を芯から温める方法について、お話ししていきましょう。

東洋古来の「陰陽」をベースとした食事法で、体を芯から温める

冬場にアツアツのスープを食べると体がぽかぽか温まり、暑い夏場にキンキンに冷えた飲み物やアイスクリームなどを食べれば、す～っと暑さが引くように感じます。このように、確かに食べ物の温度も体の芯を温める・冷やすのに大きく関わってきますが、ここでは温度ではなく、それぞれの食材がもつ「性質」に着目していきます。

古来東洋の伝統的な思想に、世の森羅万象、宇宙のありとあらゆるものは「陰」と「陽」ふたつのカテゴリに分類できるという「陰陽」思想があります。

食べ物といえども御多分に漏れず「陰・陽」があり、陰性の食べ物には体を冷やす作用が、陽性の食べ物には体を温める作用があるとされています。

陰陽思想では、陰と陽のバランスがとれた「中庸」を理想の状態としています。

中国漢方では、人の体の状態や体質も、「陰」のタイプと「陽」のタイプに分けていますが、陰のタイプの人は陽の食材を多めに摂り、陽のタイプの人は陰の食材を多めに摂ることで、陰陽バランスをプラスマイナスゼロ＝中庸にする、という食事による体養生法、いわゆる「食養」が生まれました。

また、寒冷な気候や土地のもとでは陽の食材を多めに摂って体が冷えるのを防ぎ、暑い気候や土地のもとでは陰の食材を多めに摂って体に熱がこもるのを防ぐ。

そのように、気候・土地ならではの病気にならない体を維持するというのも、食養の考え方に通じる健康法のひとつです。季節ごとに〝旬〟の食べ物を食べると病気にならない、健康によいといわれるのも、同じゆえんです。

さて、巻き肩になっている人は、もともとの体質がどうであれ、血流が滞り体が冷えやすい状態にあるので、どちらかというと「陰」のタイプに属しているといえるで

陰陽の食べ物の特徴や傾向

陰の食べ物の特徴や傾向	陽の食べ物の特徴や傾向
・本来的には温暖～暑い気候の土地や、温暖～暑い時期に収穫される……春夏に旬を迎える野菜の多くが陰性。また、果物の多くが陰性（熱帯地方や温暖な土地で穫れるものが多いため）	・本来的には寒冷な気候の土地や、寒冷な時期に収穫される……秋冬に旬を迎える野菜の多くが陽性
・白っぽい色、薄い色、紫色などのものが多い	・色の濃いもの、赤や黄色など暖色系の色のものが多い
・地上に葉を広げて、上に向かって伸びていくものが多い……レタスやホウレンソウなどの葉物類はほとんど陰性	・地下に根をはり、下に向かって伸びていくものが多い……ゴボウやレンコンなど根菜類はほとんど陽性）
・背が高く成長するもの、成長が早いものが多い	・背が低いもの、成長が遅いものが多い
・水分が多く、柔らかめ。早く煮えて、すぐに柔らかくなる	・水分が少なく、固め。煮るのに時間がかかり、煮込んでもあまり柔らかくならない
・甘味の強いもの、酸っぱいもの、辛いものが多い	・肉、魚など、動物性のたんぱく質や脂質が多く含まれるものは陽性
	・もともとの食材が陰性であっても、発酵食品や天日干ししたものは陽性になる
・カリウムの含有量が多い	・ナトリウムの含有量が多い

しょう。巻き肩改善のためには、体を温める「陽」の食材を多めに摂るように心がけます。

かといって、「陽」の食材だけに偏ってもいけません。陽の食材にも陰の食材にもそれぞれ、生命維持や体の調子を整えるうえで欠かせない働きをする栄養素や有効成分が含まれています。こうした栄養素や成分もきちんと摂るためには、陰陽の食材いずれか一方に偏った摂り方は好ましくありません。

例えば、夏場は体内にこもった熱を発散させるために体を冷ます性質のある「陰」の食材も摂りつつ、必要以上に体が冷えすぎないように「陽」の食材もあわせて摂ります。

また冬場でも、陰の食材は必要です。陰の食材は「カリウム」というミネラルを多く含み、陽の食材は「ナトリウム」を多く含みます。カリウムとナトリウムは、互いに協力し合いながら、体内の水分調整や筋肉の運動、神経伝達など、生命維持のために重要な活動や機能をコントロールする働きをしています。

そしてこれらの働きは、体内のカリウムとナトリウムの濃度が絶妙なバランスで保たれていることによって正常に適切に行われ、このバランスが崩れると、体内の水分調節をはじめ様々な機能が正常に働かなくなり、健康への影響が出てきます。

とくに日本人は塩分（ナトリウム）を摂り過ぎる傾向にあるので、余分なナトリウムを体外に排出させる作用のあるカリウムを摂るのは、高血圧予防にもなります。

カリウムとナトリウムの例に限らず、健康維持に必須の栄養素をまんべんなく摂取できるよう、なるべく多くの食材を摂りつつ、巻き肩で体が冷えやすくなっているので、陽の食材を少し多めに摂るよう心がけるというスタンスが大事です。

「陽＝体を温める食べ物」にはどんなものがある？

それでは、具体的にどのような食材が、陰陽どちらに分類されるかを見ていきましょう。196〜197頁の図は、様々な食材の陰性度・陽性度をおおまかに分類したものですが、このようにきっちり区分されるものではないので、あくまで一応の「目安」としてください。

この図の中で、真ん中の緑やその両隣の青、黄色のエリアにあるのは、陰陽のバランスがとれている「中庸」の食材と考えてよいでしょう。

また、陰の食材と陽の食材にはそれぞれに、一般的にあてはまる特徴や傾向があります〈☞191頁表〉。こうした特徴や傾向は、陰と陽で互いに相反しています。

陰性の食材でも、調理や加工によって陽性になることも

陰性の食材でも、加熱調理や陽性の食材との組み合わせで、体を冷やす作用を下げることができます。

「食膳」の本場中国では、キュウリやウリなどがよく炒め物料理に使われていますが、これも、キュウリやウリなどの体を冷やす作用を抑える工夫のひとつといえるでしょう。

なお、加熱（調理）の方法によって、陽性度が異なってきます〈☞198～199頁図中の「調理法」参照〉。

また、陰の食材のなかには、加熱によって、含まれている成分の性質自体が変わり、体を温める作用が生まれる食材もあります。ショウガや唐辛子などはその典型例です。ショウガには、「ジンゲオール」という成分が含まれていますが、このジンゲオールは加熱や天日干しで乾燥させると、その半数が「ショウガオール」という成分に変わります。英語でショウガをginger（ジンジャー）というからジンゲオール、加熱

すると日本語のショウガオールになる……あまりにベタなネーミングですから、覚えやすいですね。

生の状態でのジンゲオールには、解熱作用、つまり熱を発散させ、体温を下げる作用のほかに、解毒、殺菌作用もあります。夏場の食卓に定番の「冷ややっこにすりおろしショウガ」の組み合わせには、熱い体を冷まし、さらに殺菌による食中毒予防という、深い意味があったのですね。

一方で、加熱後に得られるショウガオールには、血液循環をよくし、体を温める効果があります。ショウガ湯で体を温めるときには、生のショウガより、いったん加熱したショウガや、天日乾燥後に粉末状にしたジンジャーパウダーを使うとよいでしょう。

そのほか、陰の食材でも陽の食材に〝変身〟する代表例を挙げておきましょう。

◆熱帯地方原産の果物〈パイナップルやマンゴーなど〉は陰の食材だが、天日乾燥のドライフルーツにすると陽の食材になる

◆味噌やしょう油、納豆、漬け物、チーズ、ヨーグルトなどのいわゆる「発酵食品」は、もともとの食材が陰性であっても、かなり陽性度の高い食材になる

中庸 → 陽性 → 極陽性

甘い(でんぷんの甘み) → 塩辛い → 苦い → 渋い

蒸す　ゆでる　煮る　焼く　炒める　揚げる　黒焼き

緑(白)	黄	橙	赤	赤外線
小麦粉、玄米、もち、ゆでそば	大麦、そば粉、ひえ、あわ、きび			
小松菜、白菜、大根、カブ、パセリ	カボチャ、玉ネギ、レンコン、ヨモギ	ニンジン、ゴボウ、フキ	タンポポ	
リンゴ、栗				
	イカ、タコ、カキ、シジミ、ウナギ、アユ、ドジョウ	ヒラメ、カレイ、伊勢海老、カニ	サケ、アジ、ニシン、イワシ、マグロ、ブリ、サバ	
			自然塩	
わかめ、昆布、海苔、ひじき	もずく、佃煮昆布			
バター		牛肉、豚肉、鶏肉、チーズ	羊肉、鶏卵	加工肉(ハム・ソーセージなど)
あずき、がんもどき、油揚げ、高野豆腐			味噌、しょうゆ	
黒ごま、白ごま油	黒ごま油	たくあん	梅干し、朝鮮人参	
ほうじ茶、ヨモギ茶	番茶	タンポポコーヒー		

いろいろな食べ物の「陰陽」の目安

極陰性 ◀――――― 陰性 ◀―――――

えぐい ◀――― 辛い ◀――― 酸っぱい ◀―――

調理法

	紫外線	紫	藍	青
穀物		イーストパン、菓子パン		天然酵母パン、トウモロコシ、白米、うどん
野菜		ナス、トマト、ジャガイモ、モヤシ、ピーマン、茗荷、生椎茸	里芋、サツマイモ、長芋、干し椎茸	ホウレンソウ、レタス、キャベツ、ネギ
果物・木の実		バナナ、パイナップル、マンゴーなど熱帯産果物、ブドウ、イチジク、ナシ、メロン	スイカ、柿、桃	ミカンなどかんきつ類、サクランボ
魚介類				
香辛料・調味料		コショウ、ワサビ、唐辛子、精製塩、白砂糖、化学調味料	ショウガ、カラシ、カレー粉	
海藻類				
肉・卵・乳・乳製品		牛乳	ヨーグルト	生クリーム
豆・豆加工品		豆乳、豆腐（化学調味料入り）	大豆、そら豆、うずら豆、豆腐（天然にがり使用）、ゆば	黒豆、エンドウ豆、納豆
その他		はちみつ	オリーブ油、コーン油	白ごま
飲み物		コーヒー、清涼飲料水（砂糖入り）、日本酒（合成酒）	抹茶、煎茶、日本酒（自然酒）、ビール	紅茶

また、同じ食材でも、収穫する時期や土地の違いで、性質が変わるものがあります。例えばキャベツ。春〜夏に収穫する品種（春キャベツ）は、ふわっとして柔らかく、水分も多めで、「陰」の性質をもっていますが、秋口〜冬にかけて収穫する品種（冬キャベツ）は、ギュっとひきしまって硬く、水分も少なめで、「陽」の性質をもっています。

普段の食生活のなかで比較的取り入れやすい「体を温める食材」としてお薦めなのは、**ゴボウやレンコン、ニンジンなどの根菜類**です。これらは食物繊維を多く含むため、便秘予防としても有効です。

また、**肉・魚や卵、豆類などたんぱく源となる食材**、先に挙げた**納豆や味噌、チーズなどの発酵食品**を意識して摂るようにするとよいでしょう。

エネルギー産生を高めて体を温める食事法

糖質の摂り過ぎは厳禁。血流を悪くし、体を温めるための熱不足を招く

スイーツ大好き女子には苛酷な提案ですが、体の芯を温め、血流をよくするために

は、甘いもの、ご飯やパスタなど糖質を多く含む食べ物は「控え目」にしましょう。

ひとつには、糖質を摂り過ぎて血液中のブドウ糖（血糖）が多くなる状態（血糖値が高い状態）が長く続くと、血流が滞りやすくなるからです。

また、糖質の摂り過ぎで体温維持に必要な熱が不足し、冷えの原因になります。「エネルギー源であるはずの糖質の摂り過ぎがなぜ？」、と意外に思われるかもしれませんね。

私たちの体内には、細胞の細胞質基質というところで糖質を原料にしてエネルギーを産生するシステム（解糖系）と、細胞のミトコンドリアの中で主には脂質（そのほか、たんぱく質、糖質からの分解物質）と酸素を原料にしてエネルギーを産生するシステム（TCA回路《クエン酸回路》）があり、それぞれ相互に異なる特徴があります〈201頁表〉。

エネルギー産生で生み出される熱によって体温も維持されるのですが、体温を維持できるレベルの熱量の発生には、TCA回路でのエネルギー産生がとくに必要になります。

ところが糖質を摂り過ぎると、解糖系のエネルギー工場ばかりが稼働し、TCA回路のエネルギー工場の活動がおろそかになり、そのために体内の温度を適温（37℃前後）に維持できるほどの熱量が調達できずに、体の冷えを招いてしまうのです。

＊体内エネルギー産生工場には、ふたつのタイプがある

～体を温めるには〝エネルギー産生工場＠ミトコンドリア〟を活性化する

「私たちの体の中でつくられるエネルギーの原料は、言わずと知れた、食べ物から補給される糖質や脂質、たんぱく質です。これらの栄養素は、消化・吸収、分解されて細胞にとりこまれ、細胞内にある2種類のエネルギー産生工場、解糖系＠細胞質基質やTCA回路＠ミトコンドリアで「ATP」と呼ばれる物質（「エネルギー通貨とも呼ばれます）につくりかえられて、様々な生体活動のエネルギー源として使われるようになります。

解糖系@細胞質基質とTCA回路@ミトコンドリアによるエネルギー産生の比較

解糖系@細胞質基質	TCA回路@ミトコンドリア
・糖質から分解された物質を原料としてエネルギーを産生する。酸素は必要としない	・脂質や糖質、たんぱく質から分解された物質が、呼吸でとりこまれた酸素と化学反応を起こしてエネルギーをつくる
・素早くエネルギーがつくられる	・エネルギーをつくるのに時間がかかる
・パワーや瞬発力の点で優れたエネルギーがつくられる	・パワーや瞬発力の点では劣るが、持久力の点で優れたエネルギーがつくられる
・一度に作られるエネルギー量が少ない…エネルギー効率が悪い	・一度に大量のエネルギーをつくることができる（解糖系で得られる量の18倍とも）…エネルギー効率がよい
・激しい運動や瞬発力を必要とする運動、無酸素運動のエネルギーとして適している	・持久力を必要とする運動や有酸素運動、臓器の活動や体温を維持するためのエネルギーとして適している

解糖系@細胞質基質によるエネルギー産生

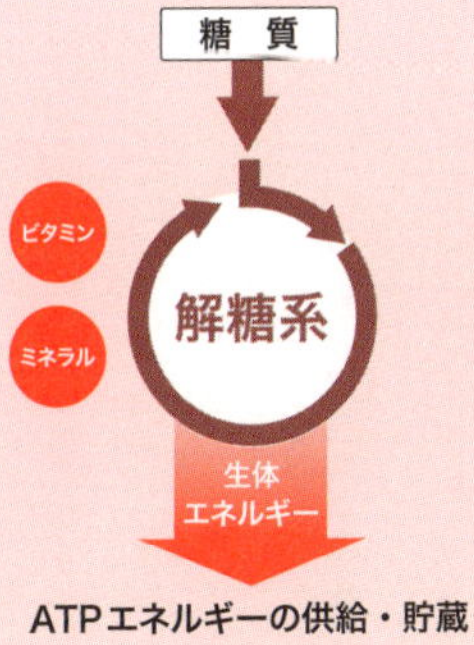

TCA回路@ミトコンドリアによるエネルギー産生

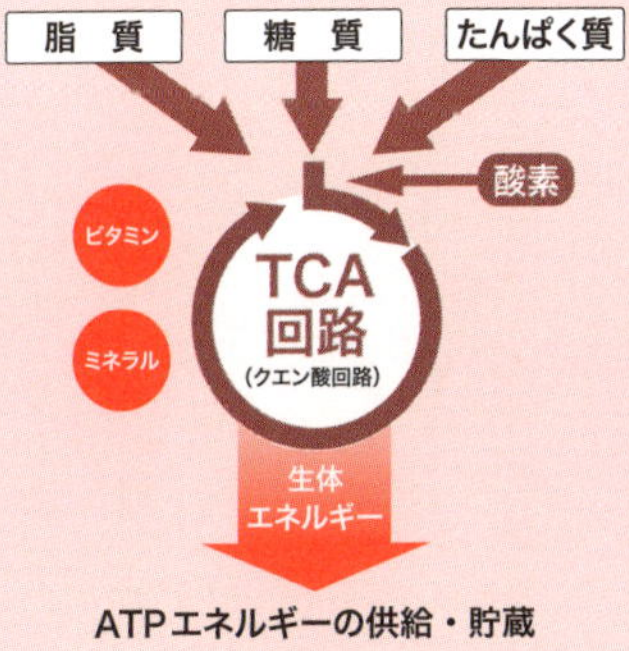

たんぱく質や脂質、ビタミン、ミネラルを摂り、「有酸素運動」をする

まずは糖質の摂りすぎを抑えることが第一ですが、さらに、深部体温を維持するためのエネルギー産生（TCA回路@ミトコンドリア工場でのエネルギー産生）の主な原料となる脂質、それに、たんぱく質をきちんと摂ることが大切です。

たんぱく質や脂質は、エネルギー産生の原料となるだけでなく、脳や臓器、組織の細胞をつくり、また体や脳、心にも関わる様々な機能を正常に働かせるために必要なホルモンや神経伝達物質などの物質をつくる材料としても使われます。

たんぱく質や脂質の不足は、体づくりの原料不足を招き、また生命・健康維持のために働いている機能に不調を来すことにもなりかねません。エネルギーの原料に使われてもなお、体づくりや体内機能の維持にも回せるよう、十分な量を摂る心がけが大事です。

さらに、エネルギーの産生には、ビタミンB群や鉄等のミネラルなどが不可欠です。これらを含む野菜や海藻類もしっかり摂るようにします。

せっかくエネルギーの原料となる糖質や脂質、たんぱく質が摂れていても、ビタミンやミネラルが不足するとエネルギー産生が進まず、深部体温も下がってしまいます。そうしてエネルギー源として使われることなく余ってしまった原料は、どうなるか。

余った原料は中性脂肪という形になって、原料不足のときの備えとして肝臓にストックされますが、使われないままになった中性脂肪は、血液中を流れ、血液をドロドロにして血栓をつくり、心筋梗塞や脳梗塞などのリスクを高めたり、いずれは脂肪細胞に蓄えられて内臓脂肪、皮下脂肪となる運命をたどったりします。

こうしてビタミン、ミネラル不足が、肥満やメタボ、深刻な病にもつながってしまうのです。

また、TCA回路＠ミトコンドリアでのエネルギー産生では酸素が必要となるので、エネルギー産生を活性化するためには、ヨガやエアロビクス、ウォーキングなどのいわゆる有酸素運動を行うと、さらに効果的です。もちろんPART2でご紹介した「大腰筋ウォーキング」も有効です。日常生活にそのような運動習慣をぜひとり入れましょう。

朝食でエネルギー代謝アップ→深部体温アップ

朝は食欲がない、あるいは食べる時間がないため朝食を抜かれる方もいらっしゃると思いますが、巻き肩改善の土台づくりをするうえでは、朝食にもメリットがあります。

朝食をとると、深部体温が上がり、体の冷えがとれやすくなるうえ、夜の快眠・質のよい睡眠のための「眠活」効果もあがるのです。

ここでまた「なぜ、朝の食事が夜の快眠につながるのか」と摩訶不思議に思われたかもしれませんね。

まず、朝食を食べ、胃腸などの消化器官や、消化酵素を分泌する肝臓などの内臓を働かせると、「体の中からの目覚め」が促され、体内時計が「1日のスタート」モードにリセットされます。朝食には、165~169頁のコラムでお話しした「朝日が体内時計をリセットする」のと同じような作用があるといっていいでしょう。

その結果、日中は交感神経優位の活動モードにスイッチオン、夜になると副交感神経優位のリラックスモードにスイッチが切り替わり、スムーズな入眠と深い眠りにつくという体内時計のプログラムや自律神経のコントロールが、適切に働くようになるのです。

さらに、「体の中からの目覚め」「体内時計のリセット」によって、エネルギー代謝が活性化され、深部体温アップ・体の冷えとりのほか、肥満・メタボ予防にもつながることが、最近の研究からもわかっています。

もっとも、朝、どうしても食欲がわかないというときは、消化器官が働く用意が整っていないサインという場合もあります。そのような状態で食べても、胃腸がスムーズに働かず消化不良を起こし、かえって体に負担をかけてしまいかねません。

朝食をとるのは、本来は朝、目覚めて活動を始めて、お腹が空いてきたタイミングが理想です。胃腸も食べ物を受け入れる準備が整っています。しかしそれには、今より早起きが必要な方も多いと思います。適切な睡眠時間を削ってまで朝食を摂るのは困難だという方、また朝食を抜いたほうが快適に過ごせるという方は、無理に朝食をとる必要はありません。ちなみに「朝食断食」という健康法もあり、そちらはそちらで別の面での健康メリットがあります。それぞれのメリットを天秤にかけて、自分にとってプラスが大きいほうを選ぶとよいでしょう。

ただ、食欲のないときでも、消化のよいものを少しだけでも食べると、それが起爆剤になって胃腸がスムーズに動き始める場合もあります。スムージーやスープなどの流動食を少しとるだけでも、体を目覚めさせる効果があります。

また、朝食時に魚介類や肉類、卵や乳製品、大豆や納豆等の大豆加工品、ごま、落花生やくるみ等のナッツ類などの食品を摂ると、さらに「眠活効果」が高まります。

これらの食品には、「トリプトファン」というアミノ酸が豊富に含まれています。

このトリプトファンは実は、先にお話しした「セロトニン」の原料になるものです。朝食でトリプトファンをしっかり摂れば、日中にかけてのセロトニン生成・分泌がさかんになり、そうして夜を迎える頃には、セロトニンが変化してできる〝眠りのホルモン〟メラトニンがたっぷり分泌されるため、質のよい睡眠につながるというわけです。

体温を上げ、ダイエットにも効果のある〝魔法のあぶら〟がある!?

「脂肪（あぶら）」は太るモトになるうえ、コレステロールがメタボや生活習慣病、また血栓など血管障害の原因になり、脳梗塞や心筋梗塞など深刻な病気のリスクを高める」など、「あぶら」は体にもっぱら悪い影響を及ぼすものと思いこんでいませんか？

しかし最近の研究で、これまでの常識を覆すような新事実がいろいろと分かってきました。

20年ほど前のアメリカでも、肥満や生活習慣病の原因となる脂質は極力摂らないほうがよいとされていましたが、現在では、「体によい脂質を適量・適切に摂る」ことを推奨する健康法が常識となっています。

確かに、脂肪のなかには摂りすぎれば肥満やメタボにまっしぐら、血液もドロドロになるという体に悪い影響を及ぼすものもありますが、その一方で、中性脂肪にはなりにくく、肥満やメタボ、血栓などに直行するわけではないタイプの脂肪、さらに、脂肪の燃焼を促進し、内臓脂肪や皮下脂肪が体内にため込まれるのを防いでくれるという、なんともありがたい脂肪まであるのです。

なかでも、最近よく話題になる「オメガ3系」の脂肪酸を含む脂肪は、血圧を下げたり、血液中の悪玉コレステロールを減らして血液をサラサラにしたり、脳細胞の働きを強化して認知症予防の効果も期待できる効果があるといわれていますが、そのほかにも深部体温を上げ、血流をよくする効果も非常に高いということがわかっています。

オメガ3系脂肪酸は、体内に入ると、胃や腸にある温度センサーを刺激します。すると、脳から体温を上昇させるためのホルモンが分泌され、体じゅうの体温調整細胞が活性化されます。そうすることでエネルギー代謝が促進されて体の深部体温が上がるというしくみです。脂肪燃焼が促進されるという点では「ダイエットのお供のあぶら」といってもいいでしょう。

このオメガ3系脂肪酸を多く含む食品としては、アジ、サンマ、イワシ、サバなどの青魚や、亜麻仁油、エゴマ油。またナッツ類のなかではクルミやピーカンナッツ、そのほか最近ではスーパーフードとしても注目されているチアシードなどが挙げられます。

脂肪酸の種類とそれぞれの脂肪酸を含む油脂の例

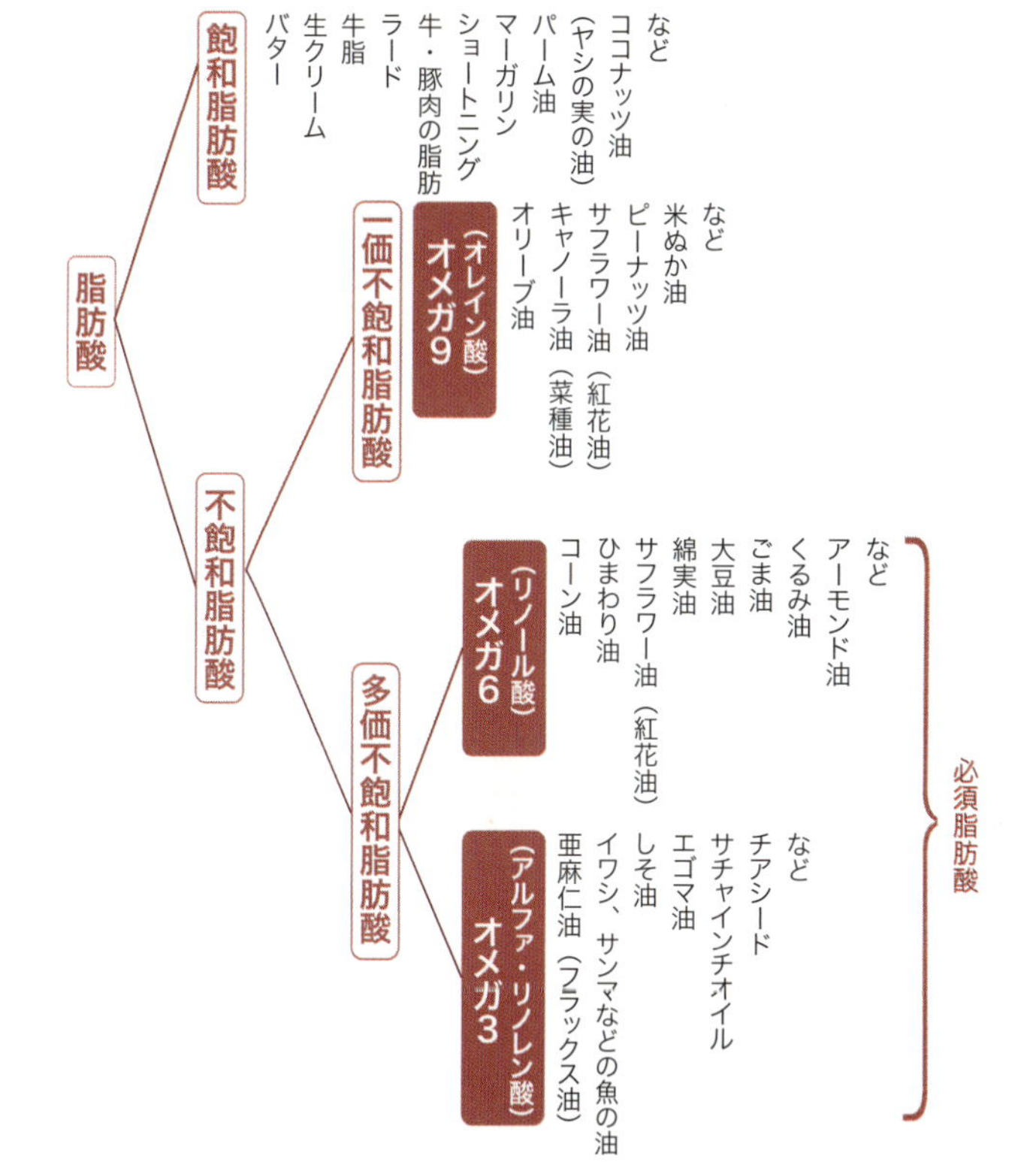

＊上図のなかで、不飽和脂肪酸は、エネルギーに変換されやすく、中性脂肪になりにくく、悪玉コレステロール値を下げる働きがあるなど、体に良い影響のあるあぶらといえる。

＊一価不飽和脂肪酸は人間の体内でも合成されるが、多価不飽和脂肪酸は体内では合成されず、食べ物からしか摂取できない「必須脂肪酸」。

＊必須脂肪酸のうち、オメガ6系の脂肪酸は新陳代謝を活発にする効果もあるが、悪玉コレステロール値だけでなく善玉コレステロール値も下げてしまうので、摂り過ぎに注意する。

＊オメガ3系の脂肪酸は、体内の脂肪の燃焼を促進するので、血流を良くし、ダイエッ効果もあがりやすくなる

＊一般的に飽和脂肪酸は悪玉コレステロール値を上げ、中性脂肪になりやすいが、飽和脂肪酸を含むあぶらのうち、「中佐脂肪酸」を含むココナッツ油は、エネルギーに変わりやすく、体脂肪や内臓脂肪の燃焼を促進し、また抗酸化作用が強い（アンチエイジング効果が期待できる）とされている。

ただし、オメガ3系脂肪酸は酸化しやすいのが難点。調理した魚は、冷凍しても2週間以内には食べきるようにしましょう。

また亜麻仁油やエゴマ油は加熱料理には向かないので、ドレッシングや、器に盛ったスープなどに混ぜるなどの使い方で、開封したら早目に使いきるようにします。

なお、最近、市場にも出回るようになった、南米原産の「サチャインチ（グリーンナッツ）」というナッツから絞ったサチャインチオイルは、オメガ3系脂肪酸とともに、抗酸化作用の強いビタミンEを豊富に含むため、アンチエイジング効果があり、酸化もしにくいという特徴があります。

それゆえ、180℃程度までの短時間の加熱料理なら使用できるという便利さや用途の広さから、注目されつつあるようです。

また、肉や乳製品に多く含まれる飽和脂肪酸は悪玉コレステロールを増やし、動脈硬化のリスクを高めるといわれていますが、ココナッツ油に含まれる飽和脂肪酸は肉や乳製品のそれとはタイプが異なるため、例外とされています。

むしろ、ココナッツ油は脂肪の燃焼を促進し、新陳代謝を高め、ダイエットや美肌効果があり、しかも比較的酸化しにくい油として、人気を呼んでいます。

*「筋肉増量」による代謝アップ、体温アップは、そもそも女性には向かない!?

～体の土台づくりの王道は「無理なく地道に」

筋肉は人の体のなかでも最大の「熱生産器官」です。そのため、高たんぱくのプロテイン食と筋トレの組み合わせで筋肉量を増やし、エネルギー代謝を高めて深部体温アップやダイエットを行う方法が、健康誌などでもよく紹介されています。

ただ女性の場合は、男性に比べて一般的に筋肉量が少なく、またもともと筋肉がつきにくい体質になっているので、効果があがりにくいという難点があります。

女性は、「生命を育み、次代につないでいく」重大な仕事を果たすためには、ある程度の体脂肪が蓄えられている必要があります。例えば、赤ちゃんを育てる子宮の内側をふかふかなベッドにするためにも、相当の「脂肪」が必要になります。そして、体内で産生されるエネルギーには限りがありますが、妊娠・出産時にはお腹の赤ちゃんの成長や授乳に大量のエネルギーが消費されます。

そのため、女性ホルモンが、いざ妊娠・出産というときのために体脂肪の貯蓄を促進し、また、たくさんのエネルギーを消費する筋肉を必要以上に増やさないよう働いているのです。

女性に限らず男性でも、筋肉量を大幅に増やすためには、たんぱく質を多めに摂るだけでなく、さらに、筋肉をいったん壊すような激しい筋肉トレーニングを、それなりの期間、継続することが必要になります。もともと筋肉のつきやすいタイプの人や、体育会系のスポーツで鍛えられた経験のある人などであればともかく、そうでない人には、成果を得られるまでのハードルは結構高いといえます。女性なら、なおさらです。

第一に、巻き肩で筋肉がカチカチに硬直しているところにハードな筋トレなどしては、修復・再生が難しくなるくらい筋肉や骨、関節などを傷め、壊してしまいます。

体に負担のかからない大腰筋ウォーキングやエクササイズを継続しながら少しずつでもエネルギー代謝を高め、睡眠、食事、入浴といった日常の生活習慣のなかで、無理なく地道に体の土台づくりを行うのが、巻き肩を治し、姿勢をただし、ボディラインをととのえ、痛みやゆがみのない体を手に入れ、不調を改善して、心も豊かになるための「王道」なのです。

〈エピローグ〉

肩を開き、心を開く
～「体の土台」だけでなく、心の土台」をつくることが大切

PART1で、「巻き肩がうつの原因になる」また、「ストレスで巻き肩になったり悪化したりする」というお話もしましたが、「姿勢と心」はこのように、切っても切れない関係にあります。

心が沈んでいるときには、うつむき加減になりがち。胸を張って、しゃんと姿勢を正す――そんな気分にもなれないと思います。

また、自信がない人は「できる限り目立たないようにしたい」という思いをいつもどこかに抱えていて、その思いが前かがみの姿勢にさせたり体を縮こませたりしていることもあります。

巻き肩の改善には体の土台づくりが大切と、これまで繰り返し申し上げてきましたが、心が内向きになっていれば、どんなに「筋肉によいこと」「体によいこと」をしても、

内に巻いてしまった肩を開き、姿勢を正すことは、なかなかできないでしょう。

あるいは、巻き肩になって、姿勢が悪くなったりボディラインが崩れたり、老け顔になったり、そのうえ、心身の様々な不調に悩まされるようになってしまうと、コンプレックスを持ったり、いつも暗い気分でいるようになったり、やる気や意欲がなくなり、前向きな発想もできなくなってしまうのではないでしょうか。

自信のなさ、後ろ向きになってしまっている発想や心は、巻き肩改善への意欲や行動力すら削いでしまいますし、心がうつむいていれば自然と体もうつむき、ますます巻き肩、姿勢は悪化していく――ここにも、巻き肩による「魔のスパイラル」があります。


肩を開いて巻き肩を改善していけば、心身の不調からも解放されていき、それにともなって、内向きになっていた心も次第に、外へ外へと開かれていく。そうすれば自信もつき、明るく前向きにはつらつと、イキイキと輝いて、胸を張った日々を過ごせるはず――。

そう頭ではわかっていても、「どこか積極的になれない自分」がいるために体の改善への取り組みもなかなか進まず、魔のスパイラルから脱却できない……というときには、自分の心に〝やさしく〟アプローチしてみてはいかがでしょう。ほんの少しずつでも、「自分に対して、自分の心を開いていく」とよいと思います。

体と心を輝かせて「自分軸」で生きれば、人生の上昇スパイラルが生まれる

日本人は、よい意味でも悪い意味でも几帳面でまじめです。自分に厳しく、そして何事にも一所懸命、全力を尽くそうとします。

成功しても自分をより高く評価しようとするかわりに、おごらず謙虚であることを美徳とする反面、ちょっとした失敗でも自分自身の評価を大きく下げてしまう傾向があります。

自分に対しても他人に対しても、長所より短所、欠点に目がむきがちで、家庭や学校教育のなかでも、長所を伸ばすより、まず欠点を正すことを求められてきた方も多いのではないでしょうか。

また、〝和〟を重んじる文化のなかで、争いを避けようとするあまり、本音でのぶつかり合いは苦手で、多少の不満があっても我慢をして耐えるのが当たり前のようになっています。

その結果、自分がどう思うか・どうしたいかよりも「協調性」が大事、まわりの人との輪から自分がはみ出さないよう生きていこうとします。

しかしこういう人は、「自分軸」で生きていません。他人を中心にする「他人軸」で人生を歩んでいます。他人の目ばかりが気になって、自分の欲求は二の次です。争いは少なくて済むでしょうが、人生の満足度は低くなって当たり前です。

心を前向きに、外へ外へと開いていくにはまず、このような〝悪い癖〟から抜け出すことが大切です。

まずは、長所もあって欠点もある〝不完全な自分〟を認め、受け入れて、そのうえで、自分にできること、自分が頑張ったことを、もっともっとほめてあげましょう。

自分に厳しすぎ、すり切れるくらい頑張りすぎてしまう人は、ちょっとだけでもよいので、自分に対する評価基準をゆるめてあげましょう。

人生がつらくなるほど頑張り続けてしまっては、何のために生きているのか見失ってしまいます。

そしてもっと、自分の価値観で生きましょう。自分の幸福のために生きましょう。他人軸より、自分軸。「よい意味での自分ファースト」で人生の満足度を上げることが、ひいては他人の価値観をも尊重し、他人を幸せにすることにつながります。そうすればもっと、あなたの人生も開かれていきます。

また、世の中は常に変化し続けています。未来に何が起こるかは誰にもわかりません。ですから、これもいい意味での「いい加減さ」を持っていないと、不安も不満も膨れ上がってしまいます。「いい加減が良い加減」なのです。

そこで大切になるのが、「自分を信じること」です。

人間の体には、常によい状態に保とうとする機能が生まれつき備わっています。「自然治癒力」や「免疫力」と呼ばれるものも、そんな機能のひとつです。

疲れて具合が悪くなっても、ちゃんと休めば自然に回復します。ケガをしても、傷ついた細胞が新しい細胞に生まれ変わり、いずれ傷口は塞がります。病原菌が体内に入ってきても、自分の力でそれらをやっつけ、病気を治すこともできます。

心も同じです。

落ち込んでも、嘆き悲しんでも、たいていはやがて立ち直ります。

なかには薬が必要だったり、悩みや苦しみや悲しみをはき出す機会が必要だったりなど、それなりの治療や対処が必要な場合もあるでしょう。

それでも……おおよそ、だいたい、ほとんどのことは、自分で解決できてしまいます。本書のテーマである「巻き肩」だって、当然、正しく対処すれば治ります。

ですからまずは、「まあ、何とかなるさ」のゆるい気持ちで、ゆる〜く自分を信じてみてください。これが、先に言った「自分に対して、自分の心を開く」ことです。

そうして自分を信じる先に、巻き肩や姿勢を改善し、不調を改善し、健康な体と心でイキイキと生きるという目標があり、ゴールがあります。


自分を開いていけば、心はおのずと前向きになり、体や心をもっと良くしていきたい、もっと輝かせたいという気持ちが生まれ、その目標により積極的に向かっていけるようになるでしょう。

そうして姿勢もよくなれば、あなたの目の前の景色が変わります。視界が開け、大きく明るく拡がっていきます。

あなたの視界だけではありません。あなたを見る周りの人の、あなたに対する見方も前向きに開かれ、拡がっていきます。

うつむいた心のままにうつむいた姿勢、どんよりとした空気を漂わせているあなたよりも、明るくイキイキとしたオーラを放っているあなたに、人は惹かれます。そんなあなたなら、周りから高い評価も受けられるようになるでしょう。

職場で同じ仕事を任せるにも、いつもうつむき加減でいかにも自信がなさそう、頼りなさそうな部下より、胸を張って活発にテキパキと仕事をこなす部下を上司は選びます。

やる気に満ちたあなたには、素晴らしい仕事のチャンスが巡ってくるかもしれません。

また、自分を信じることができ、自信がついてくれれば、他人に対して寛容になれ、他人の考えや価値観をおもんぱかる余裕も出てきます。

人との〝和〟を大事にし、他人を尊重しながらも、一方で自分の考えもしっかり持ち、自分軸を持ち、その軸からぶれることなく自分の目標に向かって努力し、邁進していく人は、周りから見てもとても頼もしく、魅力的にうつります。

人に対して心を開いて接することができるあなた、輝いて生きようとするあなたには、あなたを一層高めてくれる人、魅力に満ちた人との出会いも待っていることでしょう。

あなたが幸福になれば、周りにも幸せの連鎖は拡がっていきます。それがまたさらにあなたを輝かせ、人生は上昇スパイラルを描いていきます。

ご縁あって本書を読んでくださった皆さんには、そのような未来が開かれていくことを切に願っておりますし、また、心から応援させて頂きたいと思っております。

皆さんの開かれていく未来のために、本書が少しでもお役に立つことができれば、著者としてそれに勝る喜びはありません。

2018年　天高《そら》く、紅葉映ゆる日に

小池　義孝

【著者プロフィール】

小池義孝（こいけ・よしたか）

一義流気功治療院院長

昭和48年生まれ。平成18年、「気功治療院一義流気功」を東京都に開設。翌年に気功治療の技術を伝える「一義流気功教室」を開設。
気功治療の内容はどの流派にも属さず、独自の道を歩み続ける。見えない気功という世界でありながら、明確な論理に裏付けられているのが特徴。主に現代医療や一般的な療法で行き詰まった人たちに施術をしている。

『ねこ背は治る! 知るだけで体が改善する「4つの意識」』（自由国民社）が30万部を超えるベストセラーとなったのをはじめ、『背骨ビヨ～ン!体操――体の不調がみるみる消える!』『見るだけで体が変わる魔法のイラスト――健康になる! 運動能力が上がる!』『忘れたい過去が最短1分で消える!』（以上自由国民社）ほか、著書多数。

一義流気功町屋治療院 http://www.ichigiryu.com/
一義流気功教室 http://www.healing-t.com/
ブログ（検索は「アメブロ小池義孝」で） http://ameblo.jp/koikeyoshitaka

装丁・本文デザイン　白金正之（Zapp!）
イラスト　アカハナドラゴン
出版プロデュース　株式会社天才工場　吉田浩
編集協力　堀口真理
制作　シーロック出版社

巻き肩は治る！

小池義孝 著

2018年12月3日　初版第1刷　発行
発 行 人　保川敏克
発 行 所　東邦出版株式会社
〒169-0051　東京都新宿区西早稲田3-30-16
http://www.toho-pub.com
印刷・製本　信毎書籍印刷株式会社
（本文用紙／オペラホワイトマックス 四六 /Y 62kg）